「精神医療」崩壊

メンタルの不調が心療内科・精神科で良くならない理由

和田秀樹

青春新書
INTELLIGENCE

はじめに

メンタルに不調をきたし、いよいよつらくなって、一大決心のもと心療内科や精神科の看板を掲げているメンタルクリニックを受診したものの、

「医者はロクに話を聞いてくれない」

「毎回5分診療で薬を出されるだけ」

「薬を飲んでいるのに、いつまでたっても治らない」

そんな不満を抱きながら通院を続けている人、結構多いのではないでしょうか。

加えて、メンタルクリニックはどこも満杯状態。予約の電話を入れたときに「3カ月、お待ちいただくことになります」といわれ、そこで心が折れて受診を諦め、ますます症状を悪化させている人も少なくないと思われます。


メンタルを病む人は年々増加しています。にもかかわらず、患者さんの満足いく医療が

ほとんど提供されていない。「治った」と実感している患者さんの声もあまり聞かれない。それればかりか、受診さえできずに待たされている患者さんがたくさんいる。これはもはや「精神医療崩壊」といってても過言でないでしょう。

メンタルクリニック（心療内科・精神科）が、雨後の筍《たけのこ》のように街のあちこちに開業している一方で、なぜ精神医療崩壊が起こっているのか、不思議に思いますよね。

その背景には、精神科医のスキル不足はもとより、それを招いている医学部教育の凋落《ちょうらく》をはじめ、医療政策の不備、マスメディアのミスリードなど、さまざまな問題が関係しています。

精神科医なら誰でも気づいていることですが、医者が声を上げにくい事情がいろいろあって、これまでほとんど明るみに出てきませんでした。

私は決して日本の精神医療界の問題をセンセーショナルに煽《あお》るつもりはありません。

本書の目的は、日本の精神医療の現状を世の中に広く伝えることで、今の精神医療の歪《ゆが》みを正し、患者さん本位の精神医療を取り戻すことにあります。

今の日本では、メンタルの不調は「治らない」イメージが強いと思います。しかし、実際は「治らない」のではなく、「治せない」医者が多いだけなのです。

「治せる」医者を増やし、「治る」患者さんを増やす。そんな当たり前の精神医療を実現するために今回、本書を上梓《じょうし》しました。

加えて、精神医療の問題点を明らかにするだけでなく、本書の後半では、もし自分や家族、友人がメンタルの不調をきたしたとき、「治せる」医者にかかるにはどうしたらいいか、そのヒントも紹介しています。

本書の内容が、現在の日本の精神医療を歪めている壁に、大きな風穴を開ける一助となることを心より願っています。

目次

２章◆治せないメンタルクリニック《心療内科・精神科》の真実

3章◆日本の精神医療がまともになるために

4章◆心療内科・精神科でより良い治療を受けるためのQ&A

編集協力／小林みゆき
図版作成・ＤＴＰ／エヌケイクルー

プロローグ　精神医療崩壊

——メンタルを病む人がなかなか良くならない本当の理由

心を診る医者「教授選82連敗」という衝撃

今、日本の精神医療は崩壊の危機に瀕しています。原因は1つではなく、いくつもの要因が絡み合って起こっているのですが、最大のトリガーとなっているのが、「心を診る医者」の不足です。

日本には医学部をもつ大学が82校あります。現在、その精神科の医局の約9割で、薬物療法を中心に行う医者が主任教授（教授のトップ）になっていて、患者さんの心の診療に欠かせないカウンセリングなどを重視する〝精神療法〟を専門としている医者は、大学医学部にはわずかしかいません。

教授というのは、1章で詳しく述べるように教授選で決まりますが、少なくとも過去40年において、不戦敗を含め、精神療法に力を入れている医者は「教授選82連敗」というのが実情です。精神療法を行っている医者は、教授選に勝てないのです。

教授選と聞くと、医療ドラマで描かれる欲にまみれた泥沼劇をイメージする人も多いと思います。当たらずとも遠からずの部分はありますが、本書で訴えたいのはそこではありません。

最も問題なのは、誰が教授（とくに主任教授）になるかによって、医局（大学医学部とその附属病院の各診療科に存在する教授を頂点とした組織）の診療方針や、大学の教育内容が変わってしまうところです。

つまり、全国82の大学の精神科の主任教授のほぼすべてが薬物療法を専門とする医者であるということは、今の日本の精神医療は薬物療法が中心になっていることを示しています。

もちろん、薬を処方するだけで、メンタルを病んでいる患者さんがどんどん良くなっている状況なら、まったく問題ありません。

しかし、今の日本で増えているメンタルの不調の中には、薬だけでは治らないものや、薬の効かないものが多くあります。薬が効きやすいメンタルの不調であっても、生涯にわたって薬でコントロールし続けているケースが大半です。

そのため、全国のメンタルクリニックは〝治らない患者〟があふれています。そこに新たな患者さんがどんどん加わって予約の取れない状況が生まれ、「5分診療やむなし」となり、治らない患者さんがますます増える――そんな悪循環に陥っているのです。

薬物治療一辺倒の日本の精神医療が、いかにメンタルを病む人を増やしてきたか。まずはそれを示すデータから紹介していきましょう。

増加の一途をたどる精神疾患の患者数

メンタルの不調を訴える人は、年々増加の一途をたどっています。

(図表0-1)精神疾患を有する総患者数の推移

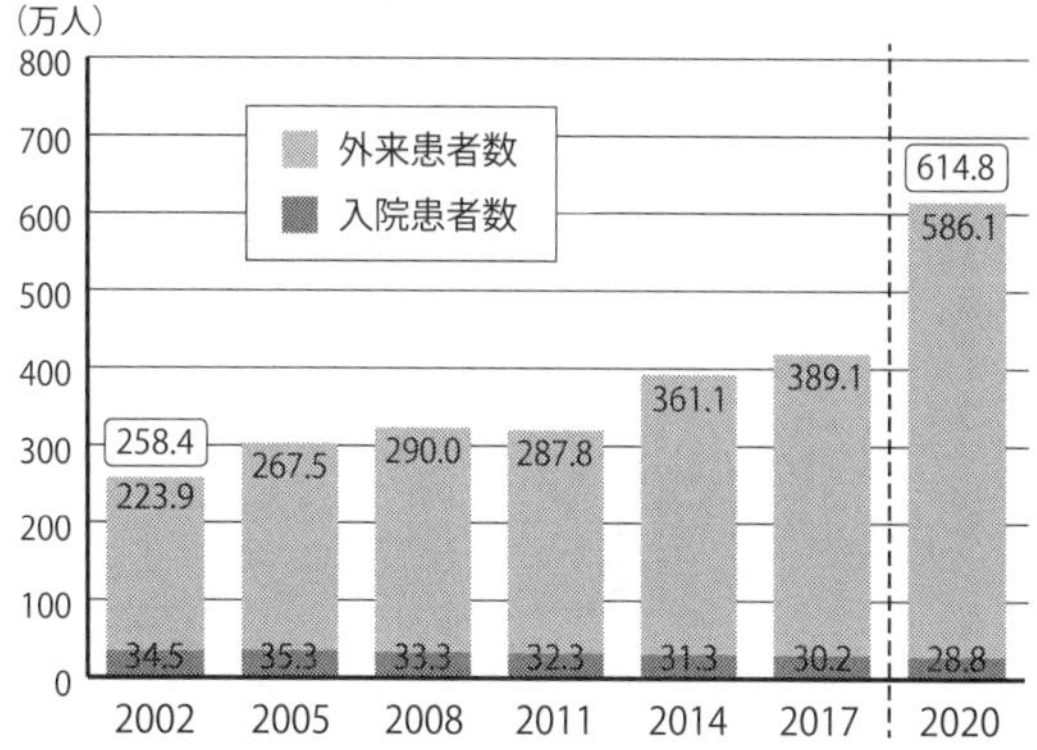

出所:厚生労働省「患者調査」

(図表0-2)うつ病・躁うつ病の総患者数

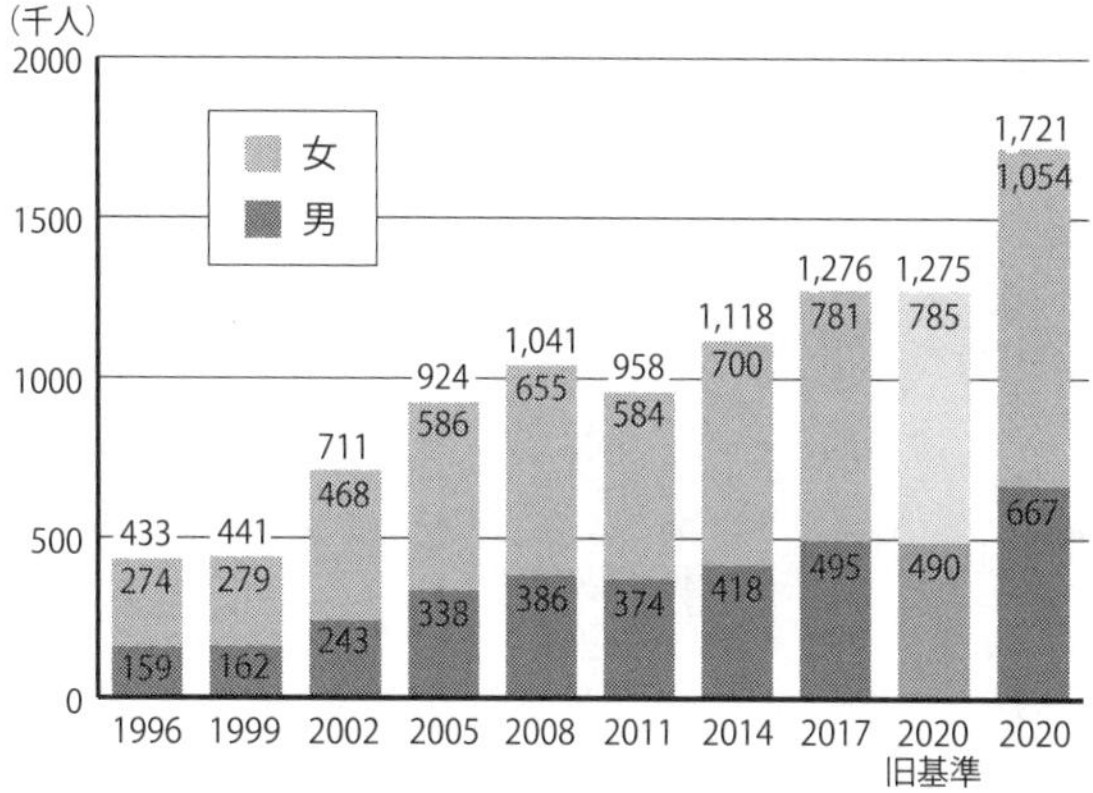

出所:厚生労働省「患者調査」

2011年調査は東日本大震災の影響により宮城県(2008年1.6万人)のうちの石巻医療圏、気仙沼医療圏及び福島県(2008年1.9万人)を除いた数値。
2020年から総患者数の推計方法を変更している。具体的には、外来患者数の推計に用いる平均診療間隔の算出において、前回診療日から調査日までの算定対象の上限を変更している(2017年までは31日以上を除外していたが、2020年からは99日以上を除外して算出)。

(図表0-3)うつ病・躁うつ病 男女年齢別患者率(2020年10月)

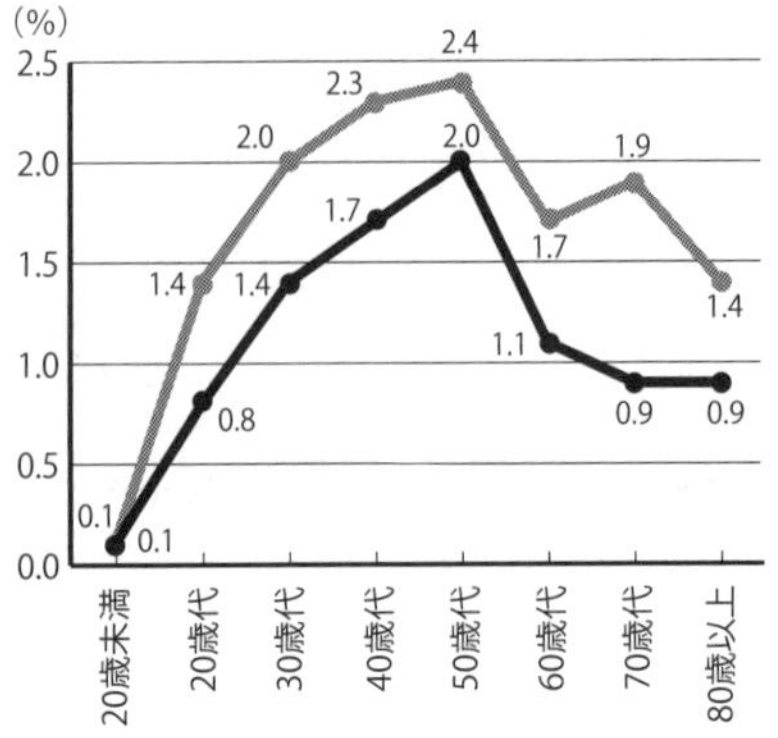

出所:厚生労働省「患者調査」、総務省統計局「人口推計」

厚生労働省の最新の「患者調査」によると、２０２０年の段階で精神疾患を有する患者の総数は６１４・８万人と報告されています。図表０-１を見ると、過去３年の間に急激に増えたように見えますが、これは図表下に説明があるように、２０２０年から統計の取り方が変わったためです。

しかし、年々メンタルを病む人が増えていること、そしてその総数が６００万人を超えていることはまぎれもない事実です。

うつ病・躁うつ病と診断された人は約１７２万人で、24年前とくらべて4倍近く増加しています（図表０-２）。

これだけでも驚きますが、ＷＨＯ（世界保健機関）の推定では、うつ病患者は人口の約３％いるとされています。したがって、図表の数値に表れている受診中の患者は半分程度にすぎず、潜在患者を含めると（1億2000万人×3％で）300万人をゆうに超えると考えられます。

もう1つの図表0-3を見ると、男女とも50代が最もうつ病・躁うつ病が多いのがわかります。

統合失調症の患者数は約88万人にのぼり、3年前の調査データとくらべて9万人増加しています。しかも、統合失調症は一般的に人口の0・7％存在するといわれていますから、実際には100万人程度は存在すると推定されます。

不安やパニック発作、恐怖、強迫観念などの神経症性障害については、2017年の調査結果ですが、約83万人と報告されていて、15年間で1・9倍増えています。

子どもの発達障害も、この13年でおよそ10倍に増えました。

精神疾患が理由の労災認定も増えている

いったいなぜ、メンタルを病む人がこんなに増え続けているのでしょう。昔にくらべて日本人のメンタルが極端に悪くなりやすい要因が、ここ数十年の間に増えたのでしょうか。

現代では、少なくとも職場環境に関しては、国が推し進めている「働き方改革」で、かなり改善されているところが多いはずです。

週休2日は当たり前で、祝日も増え、定時に帰ることが半ば強制されている会社も少なくありません。パワハラもかなり厳しく対応されるようになったため、上司から理不尽な叱責を受けたり、無理な仕事を強いられたり、責任を押し付けられたりするようなことも、以前より減ったと考えられます。

さらに最近は、終身雇用や賃金の年功序列などを見直す機運が増し、転職もしやすくなっています。そういう意味では、職場環境は以前より働きやすい方向へ向かっているはずです。

ところが、2020年の厚労省の調査では、今の仕事に強い不安やストレスを感じている人は54・2％もいて、主な理由は仕事の「量・質」「失敗、責任の発生」が挙げられています。

しかも、仕事が原因でうつ病などの精神疾患を患い、2021年度に労災の申請をした

(図表0-4)精神障害に関わる労災支給決定(認定)件数

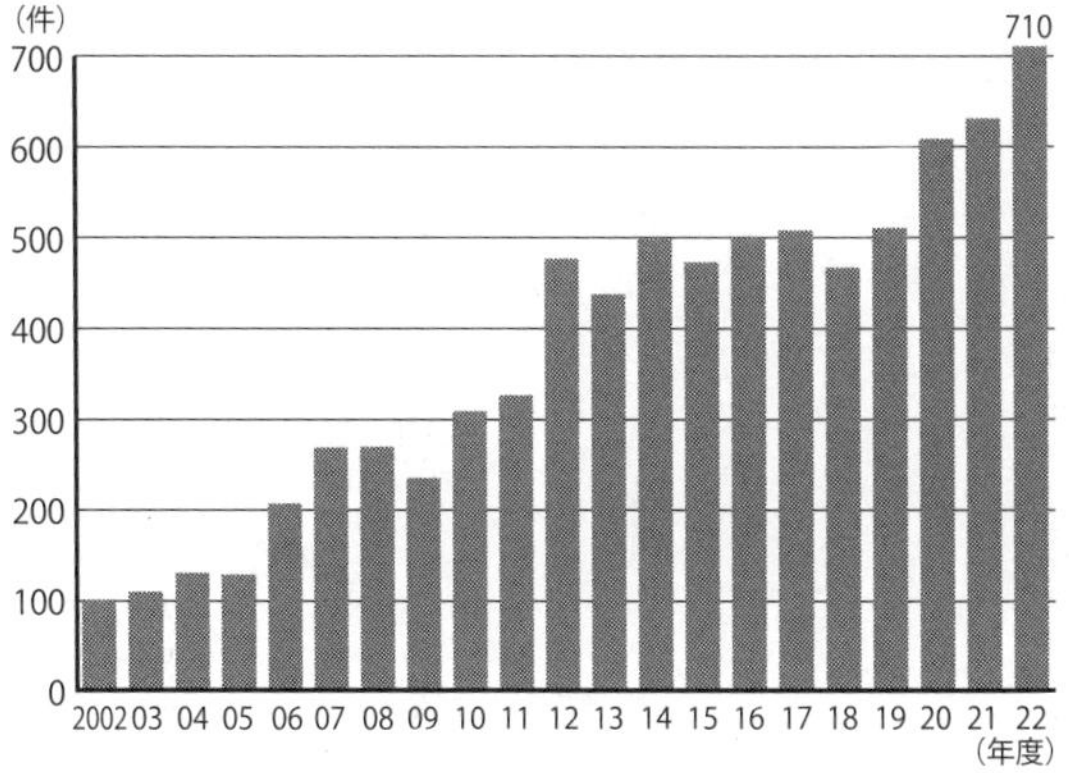

出所:厚生労働省「過労死等防止対策白書」

(図表0-5)精神障害の出来事別の労災支給決定

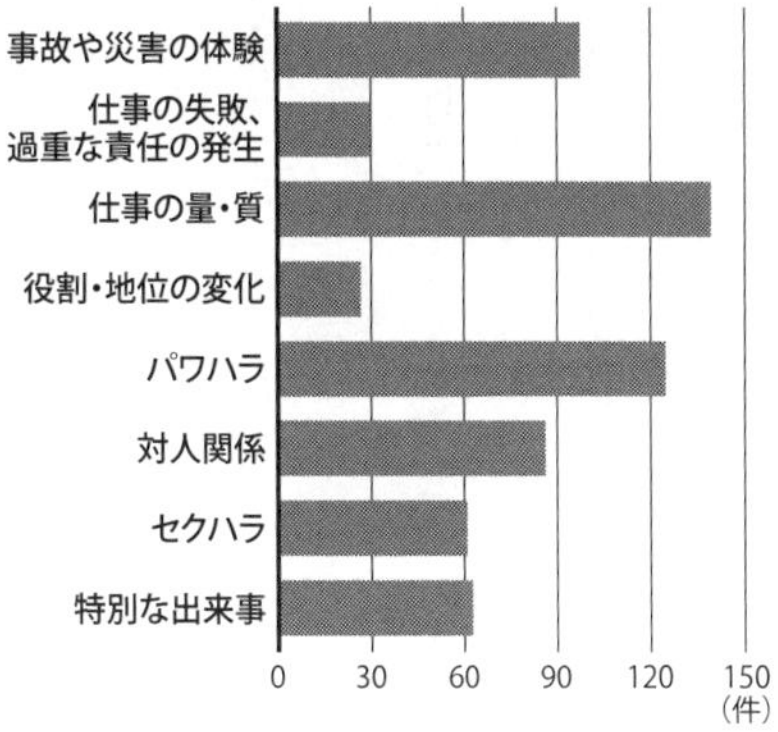

出所:厚生労働省「過労死等防止対策白書」

件数は2346件で、そのうち労災支給が決定（認定）された件数は過去最多の629件。昭和の時代を上回っているのです。最大の原因は「仕事の質・量」で、「上司などからのパワハラ」も同程度に多かったと報告されています（厚生労働省「過労死等防止対策白書」より）。

若い世代ほど精神疾患による休職者の割合が高い？

約79万人の地方公務員を対象とした調査でも、病気で長期間休んでいる人の61・3％が「精神及び行動の障害」が原因とされており、こちらも年々増加しています（図表0-6）。

文部科学省の調査によれば、全国の公立学校の教員のうち、2022年度に精神疾患で休職した人は6539人（前年度比642人増）。2年連続で過去最多を更新したと報告されています（図表0-7）。さらに、精神疾患で1カ月以上の病気休暇を取った教員と合わせると、1万2192人にのぼったといいます。

この調査では、若い世代ほど精神疾患による休職者・休暇取得者の割合が高いことが明

（図表0-6）長期病休者の疾病分類別構成比の推移

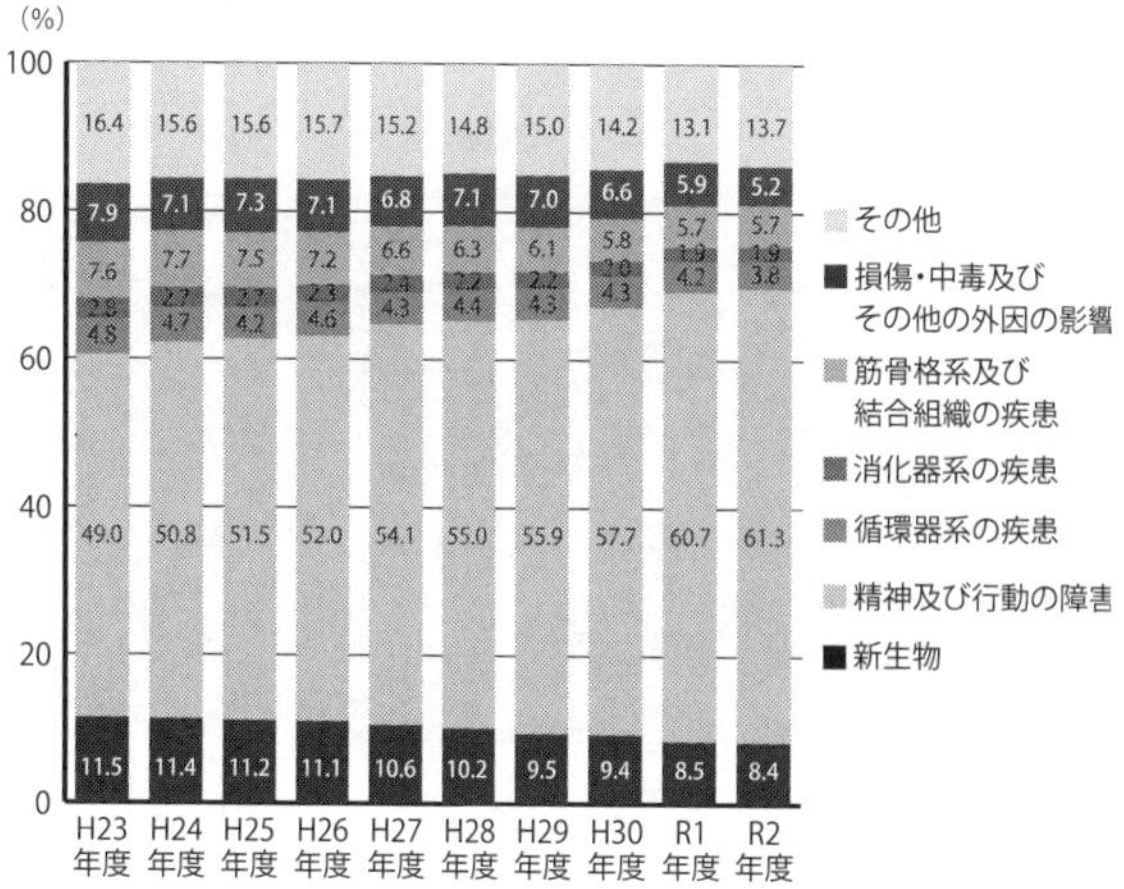

出所：一般財団法人地方公務員安全衛生推進協会

らかにされています。

東京都で２０２２年度に正規採用した公立学校の新任教諭も、２４２９人中１０８人が年度内に退職。その４割がメンタルの不調による退職だったそうです。

また、全国の教職員約５万人を対象としたアンケート調査（厚生労働省平成30年発表「過労死等防止対策白書」）では、８割の教職員が業務に関するストレスや悩みを抱えており、最大の原因は「長時間勤務の多さ」という結果が得られています。

このときの調査に参加した教職員の平均勤務時間は、なんと「11時間17分」。12時間を超える教職員も２割を超えていたと報告され

(図表0-7)教育職員の精神疾患による病気休職者数

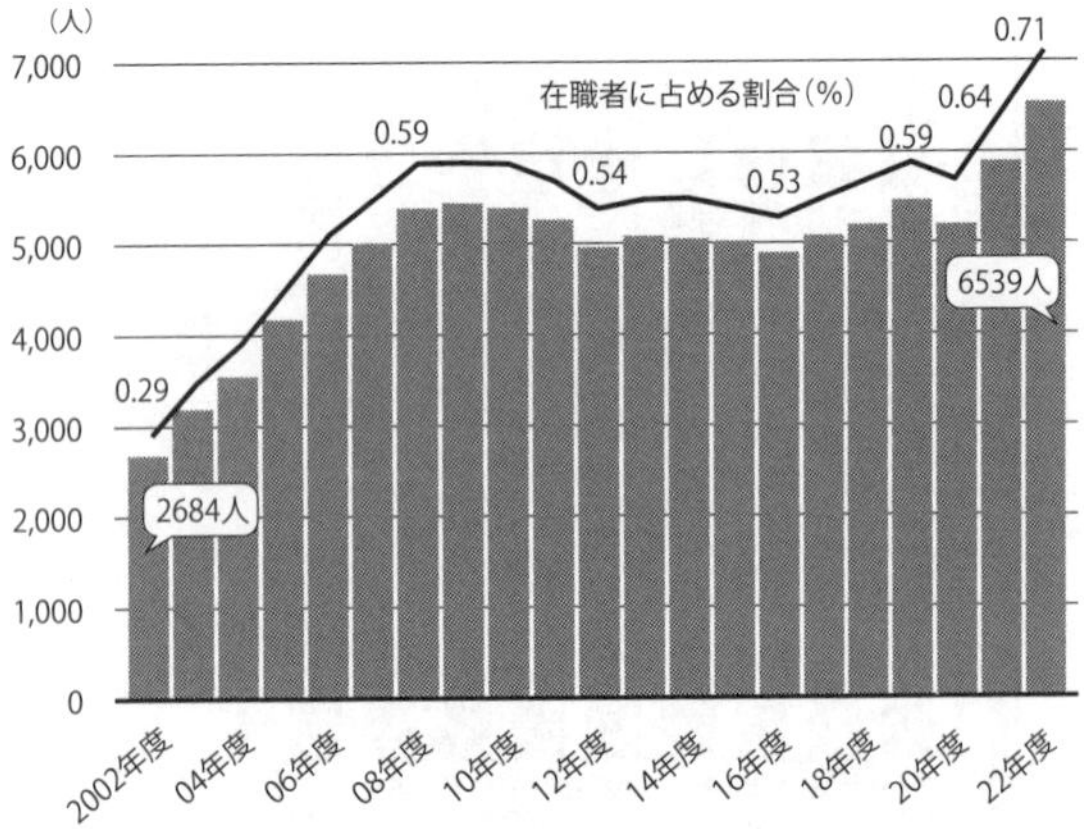

出所:文部科学省「公立学校教職員の人事行政状況調査」

ています。

長時間勤務のほかに、職場の人間関係、保護者・ＰＴＡなどへの対応、生徒を取り巻く環境、休日の少なさ、研究等の時間の確保などもストレス・悩みの要因として挙げられています。

教育者としての志を胸に抱き、超過勤務には何とか耐えたとしても、モンスターペアレントから理不尽な攻撃を受けたり、クラスの中でいじめ問題が発生したり、不登校の子が出たりすると、メンタルが限界を迎えてもおかしくありません。もう気の毒としかいいようがない状況です。

じつは、精神医療崩壊が最初に生じた業種は、ほかでもない教職員です。

東京・千代田区にある三楽病院は、正式名称を「公益社団法人東京都教職員互助会三楽病院」といい、一般の人も受診できますが、基本的には公立学校の教職員を数多く受け入れています。

従来は、健康診断で引っかかった教師や、体育の授業で骨折した教師などがよく受診していました。

ところが、あるときからメンタルを病んだ教職者の受診が増え、精神神経科の入院ベッドが完全予約制となり、入院半年待ちのような状況が続きました。そして、あまりに入院希望者が多いことからか、2022年に精神神経科患者の入院の受け入れを廃止してしまったのです。

ベッドを増やすのではなく、入院病棟を廃止したということは、精神科の現体制では対応できない状況なのでしょう。

同院は現在、通院による治療と、予防的なメンタルヘルス相談を行っていますが、入院の必要な重症の教職員にとっては、とても大切な拠り所を失ってしまったことになります。

職場復帰した人の約半数が再休職という、治らない現実

うつ病で休職し、復職できたとしても、およそ半数が5年以内に再びメンタルの不調を訴え、休職に至るといわれています。しかも、1回目の休職期間にくらべて、2回目の休職期間は1・5倍も長いというデータも出ています。

さらに、うつ病の再発回数が増えるごとに再発率が高まり、パフォーマンスが低下することが、厚労省の調査で報告されています。

これらの数値が示しているのは、日本人のメンタルの弱さではありません。今の日本の精神医療では、一度発症したメンタルの不調をほとんど治せていないという現実です。それを私は「精神医療崩壊」と呼んでいるのです。

なぜ、精神医療の崩壊を招くほど、メンタルを病む人が増え、治せないのか。本章の冒頭で、最大の原因は「心を診る」医者の不足であることはお話ししました。

すなわち、医学部のある全国82の大学の精神科の主任教授は、ほぼすべて薬物療法を専

(図表0-8)うつ病の再発率

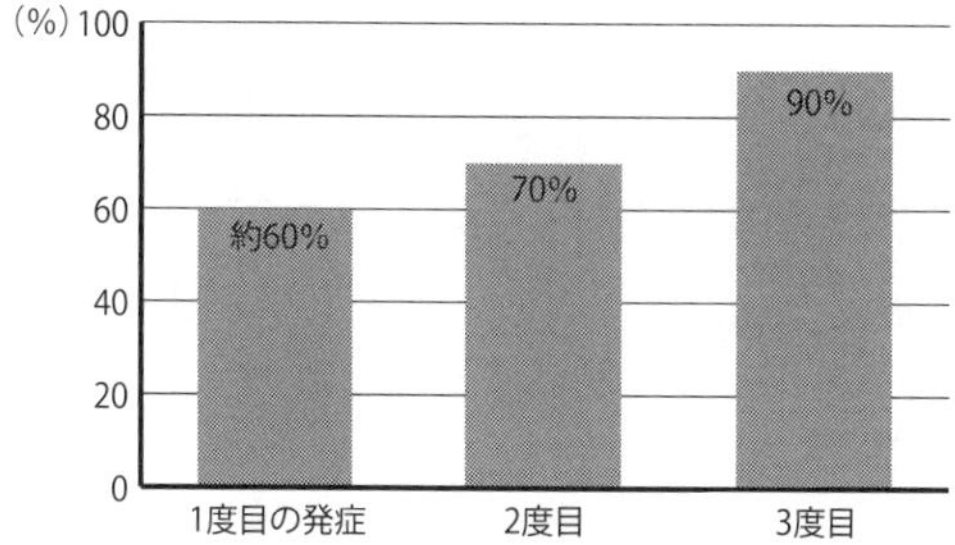

出所:厚生労働省「地域におけるうつ対策検討会報告書」(平成16年1月)

門とする医者で占められ、日本の精神医療は薬物中心となっていて、薬で十分な効果の見られない精神疾患は「治せない」状況になっているということです。

これはとても重要な問題なので、1章で詳しく説明します。

本章ではこのあと、医学部教育以外の、その他の精神医療崩壊を招いている6つの要因について紹介します。

精神医療崩壊の要因①

安易に病名をつける医者たち

最近は、精神疾患と診断するのが適切かどうかわからない、いわばグレーゾーンの人たちにまで、安易に病名がつけられています。そのことも、精神疾患増加の一端を担っています。

たとえば、精神科を受診して、「会社の上司と合わなくて出社したくない」と伝えると、わりと簡単に「適応障害」の診断書を書いてもらえます。あるいは、「食欲がなく、夜の寝つきも悪い」と伝えただけで「軽いうつ」と診断されたり、「SNSに悪口を書かれて気持ちが落ち込んでいる」レベルの人に、「PTSD（心的外傷後ストレス障害）」の診断を下したりするような医者もいます。

PTSDについては後ほどあらためて触れますが、そんなに簡単に診断を下せるような病気ではないのです。

その他、うつ病、トラウマ（心的外傷）、発達障害など、何でもかんでも心の病のレッテルを容易に貼るのに、それを治せる精神科医が絶対的に不足しています。そもそも、本当に病気かどうかを見分けることもできていない。

このような状況では、精神疾患の患者さんがどんどん増えるのは当たり前です。精神科医自身が〝病人〟を増やし、精神医療の崩壊を促しているわけです。

精神医療崩壊の要因②

心の病のレッテル貼りを煽るマスメディアの罪

精神疾患の不用意なレッテル貼りは、マスメディアの影響も甚大です。

テレビや雑誌などは、視聴者や読者が興味をもちそうなキャッチーなワードを見つけると、それが深刻な病気であってもお構いなしに、ファッションなどと同等の「流行りもの」として取り上げ、人々の感情を煽るところがあります。

かつて世間を席捲《せっけん》した「アダルト・チルドレン」という言葉も、その代表の1つです。

アダルト・チルドレンというのは、本来はアルコール依存症の人がいる家庭で育ち、幼少期に身体的・精神的な虐待を受けたことで、成人後もその影響が強く残っている重度の精神疾患を指します。

ところが、アダルト・チルドレンという言葉が独り歩きして、ちょっと親に厳しいことをいわれた人までアダルト・チルドレンを自称するような一種のブームとなり、当時、精神科には「自称・アダルト・チルドレン」がどっと押し寄せました。私のところにも時々来ましたが、話をよく聞いてみると、子どもの頃に親によく叱られたとか、親のしつけが厳しかったという程度のケースがほとんどでした。

それまでは普通に生活していた人が、アダルト・チルドレンという病名を知って、「まさに自分はこれだ」と思い込み、急に親を恨み出したり、親を罵倒するようになったりする。そんな人が続出したのです。数年前の「毒親」ブームも同様です。

日本人の被暗示性（他者や環境の影響を受けやすい傾向）の強さを示す一例ですが、テレビやネットなどで話題になると、ちょっとしたことで「自分は心の病だ」と思う人が増え、これも精神科の混雑を招く要因となっています。

つまり、メンタルを病む人が急に増えたわけではなく、メンタルクリニックを受診する人が増えたということです。

子どもの発達障害が急増している背景にも、マスメディアの過剰なレッテル貼りが深く関係していることは間違いないでしょう。

もちろん、ちょっとでも生きづらさを感じたり、心がつらいと思ったりしたときに、精神科を受診することは問題ありません。

ただ、とくに困った症状も出ていないのに、「雑誌に載っていた〝セルフチェック〟の3つの項目に該当したから、私はうつ病なんだ」などと考えるのは早計です。読者がそんなふうに考えてしまうように誘導する記事にも、大いに責任があるでしょう。

精神医療崩壊の要因③ メンタルクリニックの敷居が低くなった

かつての日本では、メンタルを病むということに対して、非常にネガティブなイメージ(偏見)が強くありました。そのため、以前は自分のメンタルに不調を感じても、生活や仕事に支障が出るほど深刻にならない限り、精神科を受診する人はほとんどいませんでした。

本人はもとより、異変に気づいた家族も、「まさか、そんなはずはない」「こんなこと、誰にもいえない」と否定したり隠したりして、医療機関を受診する人はごくわずかでした。

それがここ20年ほどの間に精神科の敷居が低くなってきたことは、多くの人が実感していると思います。前項で述べたマスメディアの扇動により、良くも悪くも〝心の病〟に対する世間の認知が広まり、身近なものになったのだろうと思われます。

とくに若い人たちの間では、メンタルに不調があることを自らアピールする傾向も見られます。

SNS上には、「職場の上司に注意されたことが、ずっとトラウマになっている」とか「仕事のことが気になって夜眠れないのは不安障害に違いない」「朝なかなか起きられない私は〝プチうつ〟だ」「メンヘラ※で休職中」といったつぶやきがあふれています。

精神疾患に対する偏見が薄れたことは良い傾向だと思います。

しかし、その一方で、中途半端にさまざまな心の病が拡大解釈されている状況に危うさを感じています。

マスメディアの作った「流行り病」ブームに乗っかって気軽に受診したあげく、それらしい病名をつけられて、飲まなくてもいい薬を処方され、何年も精神科に通院している人が少なくないとしたらどうでしょう。

また、安易にメンタルクリニックを受診する人が増え、メンタルの病を抱えている、本当に治療を必要としている人たちが受診しにくくなっていることも、精神医療崩壊の増長につながっています。

※メンタルヘルスに何らかの問題を抱えている人

精神医療崩壊の要因④ 高齢者の増加

社会の高齢化が進んでいることも、精神科の病気が増加している大きな理由の1つです。海外も含めた複数の地域で行われた住民調査の結果によると、高齢者のおよそ5%はうつ病とされています。2023年時点で、日本の高齢者（65歳以上）の数は3623万人。単純計算すると、高齢者だけでうつ病の患者は180万～190万人いることになります。

高齢者のうつ病は「老人性うつ」と呼ばれ、脳の働きに関係している特定の神経伝達物質が、加齢とともに減ることによって起こるといわれています。

老人性うつは気づきにくいこともあって、老人性うつで受診する人はそれほど多くありませんが、認知機能の低下などが見られるため、家族が認知症だと思って精神科に連れて行くケースが結構あります。

また、老人性うつを放置すると、認知症につながりやすいことも知られています。認知症外来を受診する患者さんの5人に1人が、うつ病といわれています。

老人性うつであれ、認知症であれ、あるいはその2つを合併していたとしても、いずれも精神科の病気ですから、精神医療のひっ迫につながります。

さらにいえば、家族の誰かが認知症になると、周りで支えている人たちのメンタルヘルスにも大きな影響が出ます。

少子高齢化の時代にもかかわらず、小児精神科医が少しずつ増えている一方で、高齢者専門の精神科医はそれほど増えていません。これも精神医療崩壊が今後ますます懸念される材料となっています。

精神医療崩壊の要因⑤「ストレスチェック」で患者の掘り起こしが進んだ

労働者が50人以上いる事業所では、年1回、すべての労働者に対して「ストレスチェック」を行うことが、2015年に義務づけられました。ストレスチェック制度と呼ばれるものです。

ストレスチェック制度は、規定の質問票に労働者が記入し、それを医者や保健師などが分析することで、労働者自身が自らのストレスの程度を把握し、メンタルヘルスの不調を未然に防止することを目的としています。

ストレスチェックで「ストレスの度合いが高い」と判定された人は、医者や保健師などから本人に通知され、本人が医者の面接指導を希望する場合のみ、勤務先にその旨を申し出て、実施されるしくみになっています。

仕事や職場に関して強い不安やストレスを感じている人が労働者の半数以上いることは、先にデータで示しました。労災認定も増えていることから、この制度が創設されたことは好ましいことです。

ただし、入口だけ用意して出口のないところが、この制度の最大の問題です。

ストレスチェックの導入で、潜在的な患者の掘り起こしが進み、メンタルクリニックを受診する患者数が一気に増えました。

たとえば、ストレスチェックを受ける前は、「何となく体がだるいな」「朝起きるのがつらいな」と思う程度だったのが、ストレスチェックに引っかかって、念のために精神科を受診したところ、「軽いうつですね」と診断されるようなケースが増えたわけです。

人口の3％がうつ病とされていることから、今後も、これまでなら診断されなかったようなうつ病の患者数は増えるでしょう。

うつ病は、薬が比較的効きやすい精神疾患です。しかし、その原因が職場のストレスにあるのだとしたら、薬でいったん良くなっても、物事の捉え方、ものの見方が変わらない限り、同じ職場に戻ったら再発する可能性は高いのです。

現在の精神科の治療が薬物療法中心であることを考えると、ストレスチェックで次々とメンタルの不調を抱える人が見つかっても、その人たちをきちんと治療できる医療体制が整っていません。

つまり、ストレスチェックで悪い点を取った人が、薬を飲んで会社のストレスに耐えられるようになるかというと、そんなことはないわけです。仮に上司の罵詈雑言《ばりぞうごん》に耐えられるような薬があったら、それはそれで恐ろしい薬です。

そもそも、ストレスチェックで見つかることの多いメンタル症状の代表が「適応障害」です。詳しくは1章で解説しますが、適応障害の治療法は、基本的に2つしかありません。環境（この場合は職場）を変えるか、認知（物事の捉え方）を変えて、その環境で適応できるようにするか、の2つです。

適応障害は薬では治らないのです。

入口だけ用意して出口がない、というのはそういうことです。

ストレスチェック制度のメリットを生かすためにも、薬物療法中心の現在の精神医療を見直す必要があります。

精神医療崩壊の要因⑥ 「依存症」を生みやすい日本の体質

日本という国が「依存症」を生みやすい環境であることも、精神疾患の増加に拍車をかけています。

【ギャンブル依存症】

最近では、アメリカの大リーグで大谷翔平選手の通訳を務めていた水原一平被告が、ギャンブル依存症で大谷選手のお金を勝手に使い込んでいたことが発覚し、大きなニュースとなりました。

「あんな誠実そうな人がギャンブル依存症？」と驚かれた人も少なくないでしょう。

しかし、じつは日本にはアメリカの約5倍ものギャンブル依存症がいるといわれています。厚労省の推計によると、日本人のギャンブル依存症は320万人以上にのぼるといわれています。

なぜ、日本人にギャンブル依存症が多いかというと、ギャンブルに対する規制がゆるいからです。

競馬や競輪などの公営ギャンブルは、全国どこかでほぼ毎日行われています。

パチンコは、それ自体はギャンブルではないものの、景品交換をした時点でギャンブルとなります。景品交換所を黙認している国と警察のゆるい対応により、全国どこの街にもパチンコ屋があり、毎朝、開店前には行列ができているのはご存じの通りです。

さらに、水原一平容疑者の報道を見てもわかるように、今はスマートフォン（以下、スマホ）で簡単にオンラインカジノ（賭博）に参加できます。オンラインカジノが禁じられている日本でも、規制や対策が追いつかず、利用者が増加していることが問題になっています。

【アルコール依存症】

日本はアルコールに対する規制も、欧米にくらべてきわめてゆるくなっています。

子どもが見ている時間帯のテレビＣＭでも、人気のある若い俳優やタレントがビールをゴクゴクと美味しそうに飲んでいる映像が流れたり、コンビニエンスストアなどでお酒が24時間購入できたりするのは、世界中で日本だけです。

加えて、新型コロナウイルスの感染拡大以降、家で一人飲みするケースが増え、それがさらにアルコール依存症の増加を招いています。一人飲みは、大勢で飲んでいるより、依存症になるリスクが高いのです。

【スマホ依存症】

依存症の中で、今、最も問題なのはスマホ依存です。日本人の約8割がスマホ依存に該当するという調査データもあります。

子どものスマホ使用に関しては、諸外国では厳しい規制がありますが、日本はフィルターをかけるぐらいです。

しかも、日本は非常に優秀なゲームクリエイターが多い。優秀なゲームクリエイターは、利用者がハマるゲームを作ることを目的としています。ハマるゲームというのは、脳内にドーパミンを噴出させ、依存症を促すゲームを指していることと同じです。

ハマるゲームを作った人は高く評価され、数億単位の年収を得ていて、子どもたちのあこがれの職業でもありますが、依存症を増やしている張本人でもあるわけです。

このように依存症はどんどん増えているのに、それに対応する精神医療がまったく追いついていません。たとえば、自分の子どもがゲーム依存かもしれないと疑われたときに、どこへ相談に行けばいいかわかりますか？　決まった相談先はないのです。

海外では依存症が病気と見なされているので、たとえば韓国や中国にはゲーム依存やスマホ依存の治療施設が増えています。

一方、日本はまったく野放し状態です。近い将来、依存症患者は数千万人単位になってもおかしくない状況です。

では、次章で現在の精神医療の一番の問題点について、見ていくことにしましょう。

1章◆ここがおかしい日本の精神医療

精神科の教授はすべて薬物療法中心の医者!?

病気になったとき、大学病院の医学部の教授に診てもらえるとなったら、「最高の治療を受けられる!」と喜ぶ人が大半でしょう。

しかし、医学部の教授は、必ずしも患者さんを診療する能力が秀でているとは限りません。教授に選ばれるうえで最も重要なのは、論文の数だからです。手術の腕がいいとか、病気の見立てが優れているとか、患者さんとのコミュニケーション能力が高いといったことはほとんど関係しません。

とくに国公立大学の医学部の教授は、「臨床軽視、研究重視」の傾向が強いですから、教授選では研究業績、すなわち論文の数が勝負の決め手となります。

いわゆる「神の腕」より「紙の腕」。一方で、最も軽視されているのが心の教育です。

精神科はえげつないほどそれが顕著で、医学部のある全国82の大学の精神科の教授がほぼすべて、薬物療法中心の医者であることはプロローグで述べました。

カウンセリングなどを重視した心を診る「精神療法」を行っている医者は、今の日本では大学の精神科の教授に選ばれることはまずありません。

教授になってから、「精神療法をやってます」といっている人はいます。でも、精神療法を専門に勉強してきた人たちではなく、もともと薬に関する論文をたくさん書いて教授選に勝利し、教授になってから「ちょっと精神療法も勉強しました」といっている程度です。

日本の医学部の精神科では、精神療法を専門とする精神科の主任教授が1人もいない状況がずっと続いているのです。さらに、大学医学部の受験の際に行われている「入試面接」がその流れを加速させてしまったと私は考えています。

「入試面接」こそ、精神医療崩壊の根源

日本では、全国82の大学医学部すべてで、受験の際に「入試面接」が行われています。ペーパーテストに加え、1人ひとりの学生に対して面接を行っているのですが、この入試面接こそ、今の精神医療崩壊を招くことになった諸悪の根源だと、私は考えています。そ

の理由を順に説明していきましょう。

大学医学部の「入試面接」は、40年以上前から行われてきました。

そもそも入試面接は、当初からいわくつきのシロモノで、かつては多額の寄付金を積んだ家の子どもに加点するためのシステムとして機能していました。

今でも医学部の入試面接の際、面接官から「寄付金、いくら積める?」と質問されることはあると聞いたことがあります。寄付金を募ること自体は問題ありませんが、少なくとも寄付金の額で入試の合否が決まるようなことは、現在は（表向きは）禁止されています。

代わりに「勉強ばかりして、人間的に医者に向かない者を落とす」との名目で、文部科学省が強力に入試面接を推し進めるようになったのは、90年代に入ってからだと思います。

世間ではちょうど「医者はカルテばかり見て患者の顔を見ない」といわれるようになり、それは受験勉強の弊害だから、医学部の入試はペーパーテストだけでは足りない。複数の教授が学生と20~30分面接をして、医者にふさわしい人間性を備えているかどうかを判定しましょうということになったのです。

私の母校である東大の理科Ⅲ類（医学部へ進学するコース。以下、医学部）でも、19

99年から入試面接が行われるようになりました。しかし、入試面接で入学した学生たちは画一的な人間が多かったことから、医者としての適性は入学後に判断するという大学側の意向で、2007年にいったん廃止されました。これは大英断だったと思います。

ところが、2016年には国公立大学のほとんどの医学部において入試面接が必須となり、18年には東大も入試面接を復活、20年には九州大学も採用しました。これによって入試面接をやらない大学医学部は私大も含めてなくなりました。いったい、なぜでしょう。

入試面接は「悪い子をはじくためのもの」

ペーパーテストの点だけでなく、人間性も重視する、という考え方は悪いことではありません。患者さんからすると、歓迎すべきことに思えるでしょう。

しかし、「人間性や医者としての適性を判断する」というのはあくまで建前で、入試面接の実態は、教授の気に入らない学生、教授に逆らいそうな学生をはじくフィルターなのです。

たとえば、２０１４年に東大医学部の学生有志が、同大教授らが臨床研究の不正に関わった疑惑に対して「公開質問状」を大学に提出しました。大学にとっては、こうした動きをする学生は好ましくないわけです。その４年後に入試面接が復活した。これは決して偶然とは思えません。

東大医学部で入試面接が復活することになったとき、東大の教授がある雑誌のインタビューで次のように述べています。

＊＊＊＊

「面接で、いい医学生を採用しよう」というのは無理であり、「医師にしてはいけない」学生を見つけるのが目的。面接は「悪い子をはじくためのもの」。……（略）一番問題なのは、「人の気持ちになれない人」「人の話を聞けない人」。

＊＊＊＊

この言葉に出てくる「人」とは、誰のことを指しているのか。患者さんのことであってほしいと思いますが、「もしかして教授のこと？」と勘ぐってしまうのは私だけでしょうか。

心を診る精神療法に興味のある学生は不合格に？

入試面接は、受験生の「医者としての適性（人間性）」を見極めることが大きな目的とされています。前出の教授の言葉を参考にするなら、人の気持ちがわかること、人の話を聞くことができることが、評価の重要なポイントになるのでしょう。

そうしたことを判断するために、入試面接の面接官の中には、精神科の教授が含まれている大学が少なくないようです。

全国の大学の精神科の教授は、繰り返し述べてきたように、薬物療法中心の人たちが大半を占めています。したがって、入試面接のときに、精神科を目指す学生が「カウンセリングや精神療法を勉強して、心を病んでいる人を1人でも多く救いたいです」などと発言したら、その時点で印象ダウンです。

「そんなことしたって患者は治らないよ」

「動物実験に興味のない人間は、論文を作らないからダメ」

と面接官に思われるかもしれません。それを露骨にいわれなくても、腹の中でそう考えていて、その受験生は点数が足りていても落とすことが可能なのです。

これは本当におかしな話です。

人の気持ちを理解したり、人の話に耳を傾けたりするには、実験動物を相手に薬の研究をするよりも、カウンセリングや精神療法の勉強をしたほうが、絶対に近道なはずです。

だけど、とにかく大学では教授のいうことが絶対で、教授が「薬で治す」「カウンセリングなんか時間の無駄」といったら、それに従うしかないのです。別の考えをもった人間は、入試の段階でふるい落とされてしまいかねないのです。

結果、大学病院に入学する精神科医志望の人たちは、薬物療法中心の医者ばかりになり、その中から新しい教授が選ばれて、入試面接でまた薬物に否定的な学生は「悪い子」と判定して振り落とす。そんな悪循環が続いているのです。

われわれカウンセリングを専門とする医者なら、短い時間の面接で人の心がわかると思いません。それができると思っているのが大学の精神科の教授（他の医学部教授もみんなそうですが）だということを知っておいてほしいと思います。

教授に反抗的な人間、変わった人間もアウト

入試面接では、コミュニケーション能力の高さも、重要な評価ポイントとされています。しかし、医学部へ入るには、どんなに知能指数の高い子どもであっても、小中学校の頃から、友人と遊んだり部活をしたりする時間をある程度削って、毎日机に向かって勉強している時間が多いはずです。そのため、コミュニケーション能力を養う機会が減ってしまうことは避けられません。

生まれながら、誰とでもすぐに親しくなれる能力をもっている人もいますが、そうした人がすべて、患者さんの気持ちを深く理解したり、患者さんの話にじっくり耳を傾けたりすることができるかといえば、そうとは限りません。

毎日、何人ものメンタルを病んだ人たちの話に何時間も耳を傾け、1人ひとりの患者さんの気持ちを理解するというのは、通常のコミュニケーション能力とは異なります。

ちょっと変わったタイプの人間でも、人の話を聞くのが得意な人はいます。自分のコ

ミュニケーション能力が低いからこそ精神科に興味をもち、メンタルを病んでいる人の気持ちがわかるという場合だってあります。

たとえば、今の入試面接では、私のような自閉スペクトラム症※の人間を真っ先に落とすわけです。しかし、ケンブリッジ大学発達精神病理学科のサイモン・バロン＝コーエン教授は、自閉スペクトラム症のような人間のほうが研究には非常に向いているし、集中力が高いので、手術の達人になる可能性があると、ずっと主張しています。

明らかに社会性に欠けている学生であっても、そういう学生だからこそ、突拍子もない発想でノーベル賞クラスの大発明をするかもしれません。

精神科に限らず、医療現場にはコミュニケーション能力の高い人間も必要でしょうが、それと同じくらい診療スキルの高い人間も必要です。それを「悪い子」と評してどんどん不合格にし、いい精神科医になる素養のある人たちが落とされている。変わり者は医者になれないようにしている。だから、日本の精神疾患が増加の一途をたどり、精神医療崩壊を起こしてしまうことにつながるのです。

ついでにいうと、今は都会の子どもは面接対策塾でコミュニケーションスキルを学べるのですが、貧しい家庭や地方の子どもはその恩恵を受けられないため、大学に入れなくなっているという現状も、知っておいてほしいと思います。

※人とのコミュニケーションが苦手、物事に強いこだわりがあるといった特徴をもつ発達障害の1つ

精神科医の養成システムにも問題あり

入学試験の段階で、人間性やコミュニケーション能力の高さが問われる一方、入学後の6年間の講義で〝心の医療〟やコミュニケーション能力を養う講義が1つもないことも、医学部教育の大きな問題です。

医学部の学生は6年間の在学中にすべての診療科の講義を受けます。精神科の講義は半年間で13〜15回ありますが、人間の心の問題に触れることができる数少ないチャンスです。

私が医学生の時代（1980年代初め）には、精神療法の大家とされる憧れの教授が、各地の医学部に何人もいました。薬で治らない心の病を診療できる精神科医を育てようという志の高い教授も結構いて、カウンセリングのやり方から、傾聴の仕方、共感の仕方な

どを、その時々の心の医療のトレンドを取り入れながら、みっちり教えてもらえました。そのうえで、ついでに薬物療法も習うという感じでした。

ところが、今の大学の精神科の講義は薬の話がほとんどです。ちゃんとした精神療法を行っている教授がほとんどいないため、カウンセリングなどを学ぶ機会は皆無に等しい。教授選の弊害によって、薬一辺倒の内容になってしまっています。

精神科に限らず、今の医学部の教授たちは薬物療法中心で、心の医療なんかいらないと思っている人たちばかりです。こういう人たちに教育を受けるので、精神科医だけでなく、すべての医学部卒業生も心の医療や患者さんの話を聞くことを軽視しがちです。

薬の話と論文の書き方ばかり聞かされて医者になった人たちは、精神療法を自学自習で身につけるしかありません。ところが、「精神療法なんて意味がない」と考える精神科医も多いのです。精神療法を身につけたところで、大学の医局では腕を発揮する場面がほとんどないばかりか、前述したように教授への道が閉ざされてしまうからです。そんな精神科医が開業したら、患者さんの話をろくに聞かず、ただ薬を出すだけのクリニックになる可能性が高いでしょう。

実際、精神科医なのに診療中パソコン（電子カルテ）画面しか見ていない医者も多く、医療全体がどんどん冷たくなっています。医療訴訟が増えたり、モンスターペイシェントと呼ばれる患者さんが増えたりしているのは、そういうところにも理由がある気がします。入試面接を行うことで、人の気持ちがわかる、人の話を聞ける人を優先して医学部へ入学させているはずなのに、真逆の医者が合格しやすく、そのため現場でも真逆の医者が増えているわけです。

心の診療を学ぶ機会がないと、医療全体の質が下がる

心の問題がわからないと、内科や外科の医者も検査数値がすべてとなって、正常範囲から少しでも外れていると、躊躇《ちゅうちょ》なく薬を出すような医者になってしまいます。

確かに、血圧値が正常値から外れている人に降圧剤を出せば、血圧値は下がります。でも、その効果は一時的ですから、降圧剤を一生飲み続けることになりかねません。

他方、初診のときに患者さんの話に少しでも耳を傾けたら、「この人の血圧が高いのは、

ストレスが多いせいではないだろうか」と気づくことも多々あるわけです。

するると、よほど血圧値が高くない限り、まずカウンセリング的な対応をしてストレスを減らしてあげて、なるべく薬を使わないでいいようにしようという発想が生まれます。

最初は降圧剤でのコントロールが必要であったとしても、ストレスを減らすためのアドバイスを同時に行えば、ストレスの軽減とともに薬物療法は必要なくなります。

医者というのは、そうした見立てができないといけない。検査数値だけでは見えないものがあります。最近はストレスが多いと血糖値が上がることもわかっています。

つまり、医学部の精神科の教授がほぼすべて薬物療法家で占められていることは、日本の医療全体の質を下げてしまうことにもつながるのです。

女性や多浪生の入試の点数が操作されていた

入試面接は、受験生の年齢差別・性差別の温床にもなってきました。

2018年に、文部科学省の局長が自分の役職を利用して、東京医科大学に子どもを裏口入学させていたことが発覚した事件のことは、ご記憶の方も多いでしょう。このとき、文科省が全国の大学医学部を対象に調査したところ、およそ10の大学で特定の受験生を優遇する不正が見つかり、女性や多浪生の点数が大学側によって操作されている事実も明らかになりました。

つまり、女性であることや年齢が高いことを理由に、本人が知らないうちに不合格にされていたケースが複数の大学で確認されたということです。

じつはこの事件が発覚する10年以上前に、群馬大学医学部の入試面接で、50代の女性が年齢差別によって不合格にされたとして裁判を起こしたことがありました。

この女性は親の介護を終えたあと、2年間必死に勉強して群馬大学医学部を受験し、ペーパーテストでは合格者の平均点を10点以上も上回っていたにもかかわらず不合格となりました。女性は納得がいかず、大学に対して面接のチェック項目や点数化について情報開示を求めたものの、大学側は拒否。「総合的に判断した」という回答とともに、年齢が関係していることを女性にほのめかしたといいます。

裁判の結果、前橋地裁は「年齢により差別されたことが明白とは認められない」と原告の請求を棄却（松丸伸一郎裁判長）。年齢差別を容認するような判例が作られてしまいました。

このときに文科省が動いていれば、大学の対応や裁判の結果は違っていたことでしょう。そうすれば、50代の女性が救われたのはもとより、前述した東京医科大学の事件が起こるまでの間に、入試面接で女性や多浪生が不当に落とされることも防げたはずです。

群馬大学の年齢差別は、その歳で医者になっても研究できないという研究至上主義が背景にあったとされます。我々医者の間でも群馬大学の研究重視、臨床軽視は有名で、60年以上も精神科の教授は生物学的精神医学の人間（ロボトミーの臺弘《うてなひろし》教授も含む）が選ばれています。

２０１５年に群馬大学で同一執刀医による30人の手術死が明らかになりますが、私は群馬大学医学部の体質と深く関係していると考えています。

いずれにしても、前出の文科省幹部の事件発覚は、医者を目指す女性や多浪生にとって福音となりました。

しかし、果たして現在の入試面接で、年齢差別・性差別が一掃されているかといえば、それはどうかわかりません。医学部のキャンパスで車イスに乗っている学生をほとんど見かけないことも、私はずっと不思議に思っています。

真に問われるべきは、面接官の教授たちの人間性

欧米の名門大学でも、入試面接は行われています。しかし、日本と異なるのは、原則として教授は面接にタッチしないところです。教授が面接を行うと、自分に忖度《そんたく》するような人間を選んでしまいがちなので、大学事務局に専門の面接官を置いています。

つまり、教授だからといって無条件に信用し、すべてを任せるようなことはしないのです。一方で、反抗的な学生であっても、優秀な人材であれば躊躇なく合格させます。

これに対して日本では、教授の意向を絶対視する傾向があり、教授は大学の中で強い権限をもっています。入試面接はもとより、教授を選ぶのも教授の集まりである「教授会」です。しかも、教授に一度なったら、よほどの不祥事を起こさない限り、定年までその地位が保障されます。

だから通常、医局には教授のイエスマンしかいません。

日本では、医学部を卒業して医師国家試験に合格すると、基本的に出身大学の医局へ研修医として入ります。その後、「助教→講師→准教授」というプロセスを経て、教授選に勝つと教授に選ばれます。そうしたヒエラルキーの途中で医局の教授に嫌われたら、もはや出世の道は途絶えます。

欧米の一流大学であれば、学生に人気があったり、研究費を集められたり、画期的な研究を行っていたりする人がいると、「ディーン」と呼ばれる教授のスカウトのような役職の人が目をつけてヘッドハンティングします。絶えず外部から優秀な人材を入れることで、学内を活性化し、進歩させていこうと考えているのです。

日本の大学のように、閉鎖的な〝教授ムラ〟ですべてが決定されるような環境では、医療崩壊が起こっても致し方ない気がします。精神科の教授が、ずっと薬物療法中心の医者で占められているのは、その象徴といえるでしょう。

問われるべきは、19歳、20歳の若い受験生の「人間性」ではなく、その判定を行っている面接官の教授たちの人間性でしょう。

大学は教育機関なのだから、その入り口で「人間性」をあいまいな基準で判定するより、入学後の6年間で人間性を鍛えて、心の問題がわかる医者を育てるべきだと、私は思っています。患者さんに対するコミュニケーションの取り方なども、医学部に入ってから教育すればよいのです。

そして、どうしても面接をやりたいなら、入試のときではなく、国家試験のときに行えばいいと私は常々提案しています。医学部に入るのは、臨床医だけでなく、研究者もいていいからです。そうすれば、国家試験の合格率を上げるために、大学側は医学部の授業で心の診療、すなわち精神療法的な教育を取り入れざるを得なくなります。

これは大学にとっても、医学生にとっても、患者さんにとっても、必ずや良い結果をもたらすでしょう。精神医療崩壊を食い止めるきっかけにもなります。

「治せる精神療法」より「治せない薬物療法」のほうが儲かる

一般社会では、昭和世代の中高年者が現役を退くにつれ、ハラスメント問題が減り、コンプライアンスが遵守《じゅんしゅ》されるようになっています。

「精神科の世界でも、やっかいな古ダヌキがいなくなれば、カウンセリングや精神療法がもっと重視されるようになるのでは？」

そんな声も聞かれます。

確かに医療の世界でも、時代とともに見直される治療法は存在します。慶應義塾大学医学部放射線科の専任講師を務めていた近藤誠先生が、１９８８年にアメリカの論文をもとに日本の一般雑誌に紹介した「乳房温存療法（乳房に生じたがんの腫瘍《しゅよう》だけを取り、あとは放射線で治療を行う療法）」はその代表です。

乳房温存療法の導入により、それまで乳房の全摘治療を余儀なくされていた多くの患者さんのＱＯＬ（生活の質）が飛躍的に向上しました。

しかし、乳房温存療法が雑誌で紹介された当初は、日本の乳がん治療を牽引していた教授たちの怒りを買い、近藤先生に対する排斥運動が起こりました。なにしろ、それまで教授たちは「乳がんは乳房全摘治療をしないと死んでしまう」と患者さんに説明したり、世間に啓蒙したりしていたため、「オレたちに恥をかかせやがって」とカンカンになって怒ったわけです。

そうした教授たちがすべて定年退官したあと、近藤先生の紹介した乳房温存療法が、日本でやっと早期乳がんの標準治療となりました。そこに至るまでに15年の歳月がかかりました。

つまり、欧米のスタンダードの治療が日本に定着するのは、頭の固い教授たちのせいで10年から15年遅れるわけです。

精神医療についてはもっと深刻で、10年、15年の時を経るだけでは変わらないと思います。なぜなら、今の日本の精神医療は、「薬物療法」のほうが儲かるしくみになっていて、「精神療法」はまじめにやればやるほど経済的に困窮するという状況だからです。

志の高い医者は疲弊し、要領のいい医者が大儲けする不条理

カウンセリングや精神療法に十分な時間を割いて対応すれば、良くなる患者さんは確実に増えます。そうすると、評判が評判を呼んで予約が殺到するでしょう。しかし、1人ひ

とりの患者さんに時間をかけていると、診療できる患者さんの数は限られます。

しかも、現行の医療保険制度では、話を5分聞いても29分聞いても診療報酬は変わらないうえ（精神保健指定医による5分以上30分未満の通院精神療法の診療報酬は315点＝3150円）、精神科を受診する患者さんは、きわめて繊細なメンタルの方が多いことから、カウンセリングを行うときには言葉使い一つとっても細やかな配慮を要します。

その結果、最初は「お金の問題じゃない」「心の病で苦しんでいる人を救いたい」という志に燃え、カウンセリングに時間を割いていた医者もどんどん疲弊していきます。頑張り続けた末に、自分自身がメンタルを病んで休職したり、経営面で行き詰まったりしてクリニックを閉鎖するケースも少なくありません。

一方で、薬物療法を中心に診療している精神科のクリニックは、5分診療で薬を出して大儲けをしている。

自分のメンタルと生活を守ろうとすれば、5分診療で薬を出して回転率を上げていくしかない――そんなふうに考える医者が増えても致し方ないところがあるのです。

精神医療の最前線であるメンタルクリニックの現状については、2章で詳しく紹介します。

なぜ、精神療法的なアプローチが軽視されているのか

心の病の治療は、もともと精神療法が主流でした。主流というか、薬が開発されるまでは、精神療法しか治す手立てがなかったといったほうが正確でしょう。

精神分析学のパイオニアとして、オーストリアの精神科医であるフロイトの名は日本でもよく知られていますが、フロイトが活躍した20世紀の前半までは、彼の精神分析が最も科学的な治療法でした。

それが20世紀後半になり、脳の神経伝達物質に作用する抗精神病薬、抗うつ薬、抗不安薬などが次々開発されたことから、精神医学は従来の精神療法より、より科学的な薬物療法へとシフトしていきました。

ところが、その後、脳の神経伝達物質を調整するだけでは良くならない病気が大量に出てきました。１９７０年代にベトナム帰還兵などから発見されたトラウマや、それに起因するＰＴＳＤはその代表です。

この頃から、アメリカでは精神療法家の人たちが、「やはり、心の病を薬だけで治すことは難しい」と声を上げ始め、精神療法が見直されるようになりました。

日本は何事においてもアメリカの影響を受けやすい国ですが、精神医療に関しては、アメリカの流れを受けませんでした。

おそらく、日本の精神医療を牽引している大学の医学部では、薬物療法家しか教授選で勝てないという流れを作ってしまったため、薬一辺倒の医療から後戻りできなくなってしまったと考えられます。もはや患者さんに最適の医療を提供するという医者の本分はなく、とにかく薬物療法家が教授の席を独占することが優先されているのがうかがい知れます。

日本の薬物療法の3つの大きな問題点

日本の薬物療法は、薬の出し方にも問題があります。診断についてはDSM（精神疾患の診断・統計マニュアル）およびICD（国際疾病分類）という国際的な診断基準ができてからはだいぶ改善されましたが、今でも次の3点がよく指摘されます。

＊すぐに薬を出す

なぜ、日本の医者がすぐに薬を出すかというと、医局の教授たちに「正常値主義」をみっちり教わるからです。異常値が出たら薬で正常値にしないといけないと考え、医局で習った通りのことを行います。

医局に所属している限り、自分の判断で勝手に別の治療を行うことは許されません。それに逆らう医者はいません。なぜなら、「逆らわない人間」が入試面接の時点で選ばれているうえ、医局内での出世を考えたら、逆らわないほうが賢明だからです。

医局で習っていない専門外のことは、『今日の治療指針』という医者なら誰でももっている診療ガイドライン（いわゆるアンチョコ）を見て、その通りの薬を出すのが通例です。

＊一度に複数の薬を出す

アメリカの標準治療の考え方では、必要に応じて薬をたくさん出すことは否定していないものの、基本的に併用はしません。

これに対して日本の医者の多くは、薬を一度に何種類も出します。うつ病の患者さんに3種類以上の薬を出すこともしばしばです。私からすると、何を考えているんだと正直、驚きます。

＊長く処方し続けることが多い

薬一辺倒で治療をしている日本では、薬を飲んでいる間は症状が抑えられていても、薬をやめると、またぶり返して再び薬を飲み始める、というケースが多く見られます。

そのため、精神科医の中には「薬を飲んでいる間は症状が良くなるなら、一生飲み続けてください」と当たり前のようにいう医者もたくさんいます。そんなことが可能なのは、日本では国民皆保険制度により、誰でも1～3割の自己負担で医療を受けられるためです。

たとえばアメリカでは、保険会社と個人的に高額な契約をしていない限り、保険会社が払ってくれる範囲を超えると診療費と薬代を全額自費で支払うため、大金持ちの患者さん以外は、薬を一生飲み続けるのは困難です。だから、投薬が必要な場合でも、カウンセリングなどを併せて行い、薬をやめられるようにもっていく治療が行われます。

理由はどうあれ、アメリカのような治療が、本来の精神医療のあるべき姿だと私は思っています。

薬で治らない人は「治せない」医療現場の実情

薬一辺倒の日本では、薬で治る人だけが救われています。

薬が効きやすい心の病としては、「統合失調症」があります。統合失調症は、薬でうまくコントロールできている間は、派手な症状を出すことも少なくなります。知能が落ちる病気ではないので、仕事に復帰できる人もいます。

「双極性障害（いわゆる躁うつ病）」は薬が効きますし、「単極性障害（うつ病）」も7割ぐらいの人は薬でコントロールできます。また、以前は神経症とひとくくりにされていた「不安障害」や「強迫性障害」「パニック障害」もわりと薬が効きますが、やはり通常は一定のカウンセリング治療が必要です。

一方、薬で治らない症状に対して、今の日本の精神医療は完全にお手上げです。ストレスチェックで引っかかる各種の「不安障害」や「適応障害」「依存症」「トラウマ」「PTSD」「強迫性障害」「身体症状症」あるいは子どもの「発達障害」などには十分に対応できていません。

それでも、薬物療法しかできない医者はほかの対応ができないため、薬をだらだらと処方し続けます。薬では治らないと気づいていても、ほかの対応ができないために、薬を出し続けるしかありません。

医学部時代、薬の話ばかり聞いて医者になった人たちは、柔軟な発想ができなくなっているのです。

薬で良くなる病気でも、前述したように投薬をやめると再発するケースが多いことから、結局ずっと薬を処方し続けます。薬で表面的な症状が良くなったとしても、本質的なところは薬だけで良くならない場合がほとんどだからです。

不眠で悩んでいる人に睡眠導入剤を使うと、少なくとも睡眠に関しては「眠れる」ようになります。しかし、不眠の引き金となっている根本的な問題、たとえば、職場での人間関係だったり、過重な仕事量だったりが解決しないと、いつまでも薬を飲み続けなければ

（図表1-1）2000年を1としたときの医師数の推移

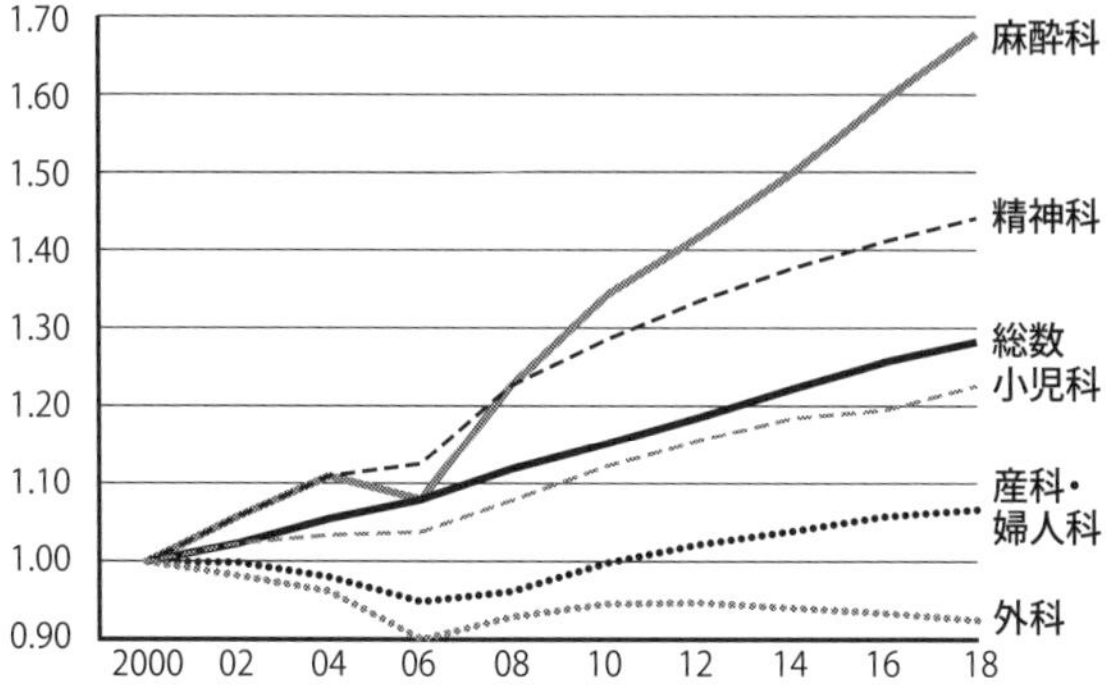

出所：「わが国における精神科医の需給と二次医療圏間における偏在に係る研究」（精神神経学雑誌　第123巻　第12号（2021）783-792頁）

眠れないし、薬の量も最初は1錠で眠れたのに、だんだん2錠、3錠と増えていく。

そうした人には、ちゃんとしたカウンセリングなり、認知療法なりの精神療法を行わなければいけないのに、今の日本には、精神療法に関してまともな教育を受けている医者は絶対的に少ないのが現状です。

精神科医は増えているのに（図表1－1）、標準化された精神療法の教育システムがないため、薬で治らない精神疾患に対応できる医者が大幅に不足しているのです。

ストレス性の心の病は薬だけでは治せない

ストレスチェック（36ページ参照）で引っかかるような心の病は、多少なりともストレスにまつわるカウンセリングが必要となります。

しかし、薬物療法中心の精神科医は、「眠れないなら薬を出しましょうね」「軽いうつだから、うつ病の薬を出しておきます」で終わらせてしまう。本質的なストレスにまつわるカウンセリングは行わない。というか、行えない。だから、プロローグで述べたように、治らない患者さんがどんどん増えていく状況になっています。

ストレスチェックで引っかかる人は、上司のパワハラがひどいとか、会社の人間関係がつらいといったことがストレスの引き金（ストレッサー）となり、何らかの症状を引き起こしている場合がほとんどです。適応障害はその代表的なものです。

適応障害に効く薬はありません。でも、心配しなくて大丈夫です。適応障害は薬を飲まなくても治るからです。

前述したように、適応障害の治療法は基本的には2つです。最も簡単で効果的なのは、「環境を変える」ことです。適応障害の人は、うつ病と違って家に帰ったら元気になるのが特徴です。つまり、ストレッサーがないところへ行けば症状はすぐに消えます。

診察の際に「職場の居心地が悪いなら、自分に合った別の職場へ移ることを考えてはいかがですか?」と提案したり、「今の時代、どこも人手不足だから就職先はありますよ」と伝えたりするだけでも、症状がやわらぐ場合があります。

職場を移れない場合は、「認知療法」という精神療法が有効です。

同じ状況にあっても、物事の捉え方（認知）を変えることで、ストレスの原因をうまく受け流せるようにする。その手助けをするのが認知療法です。

しかし、そういうカウンセリングをちゃんとできる医者が絶対的に不足しているのです。

適応障害に対しても、薬だけで対応する医者がほとんどなので、職場環境がつらくて眠れなかった人が薬で眠れるようになって、「何とか会社へ通えるようにはなりました」というのがせいぜい。治せる病気なのに、根本的な解決に至る例が驚くほど少ないことが残念でなりません。

結局、また嫌な職場へ通っているうちにメンタルを病み、いつまでたっても良くならない適応障害の人や、うつ病の人がごまんとたまってくるのです。

職場では、「あの人、また休職することになった」といわれて、さらに居心地が悪くなる、という悪循環です。

薬では治らない「トラウマ」「ＰＴＳＤ」

薬で治らない重症の精神疾患としては、トラウマ性の精神障害やＰＴＳＤがあります。

トラウマというのは、戦争や拷問、大規模な自然災害・事故、児童虐待、家庭内暴力、レイプなど、命に危険を感じるような衝撃的な出来事を体験または目撃したときに生じる心の傷のことです。

その心の傷がいつまでも癒えずに、衝撃的な出来事を繰り返し思い出したり（その光景が浮かんでくる場合は、フラッシュバックといいます）、それに関連する記憶を失ったり、感情の麻痺、入眠困難、著しい不安や集中力の低下、あるいはちょっとしたことに過度に驚くといった症状が1カ月以上続き、日常生活に深刻な支障をきたしている状態をPTSDと呼びます。

PTSDが注目されるようになったのは、ベトナム戦争の頃からです。

レイプの被害者とベトナム戦争の帰還兵に見られる症状がそっくりだということで、1970年頃からPTSDの概念が生まれ、1980年にDSMというアメリカ精神医学会の診断基準で、初めてPTSDという病名が採用されました。

私は1991年にアメリカへ留学したとき、実質的に初めてPTSDのことを知りました。1994年に帰国した頃も、日本では精神科医の間でもほとんど知られていませんでしたが、その翌年の1995年1月に阪神・淡路大震災が起こり、同年3月に地下鉄サリン事件が起こって、そこからトラウマ、PTSDという病名が国内でも広く知られるようになりました。

以後、大規模な自然災害や事件などが起こるたびにPTSDが心配され、日本で調査をしてみると、被災者の10%程度がPTSDを発症したとされています。通常、自然災害でPTSDを発症するのは被災者の2%程度とされており、日本人はPTSDを起こしやすいと考えられています。

だというのに、日本ではトラウマやＰＴＳＤをきちんと診断・診療できる医者が少ないうえ、無知なマスコミがその言葉を広めて、一般の人たちの間で拡大解釈されていることは、プロローグで説明しました。

本来、ＰＴＳＤの治療は、精神療法（ＥＭＤＲと呼ばれる特殊な心理療法や認知行動療法など）を中心に行われます。必要に応じて投薬も行いますが、基本的には長い期間をかけて根気強く精神療法を続けることが求められます。

子どもの心の病気もフォローできていない現実

プロローグで触れたたように、最近は精神疾患と診断するのが適切かどうかわからない人たちにまで、不用意に病気の〝レッテル貼り〟が行われています。子どもの発達障害はその代表です。

発達障害というのは、脳の働きの発達に関係する障害です。不注意や多動性・衝動性が見られるADHD（注意欠陥多動性障害）や、他者とのコミュニケーションが苦手で社会性が乏しいASD（自閉スペクトラム症）、読み書きや計算、聞く・話すなどが極端に苦手なASD（学習障害）の3つに大別されています。

私自身、ADHDのうえにASDで、子どもの頃は授業中に教室の中を歩き回ったり、人の気持ちがわからなくて、将棋で負けたら盤面をひっくり返したりしていました。それでも、「変わっている子」「落ち着きのない子」で済んでいました。

そもそも、ひと昔前までは、「子どもは風の子」といわれ、いっときもじっとしていることなく、そこらへんを飛び回っていることが珍しくありませんでした。家の中で静かに本を読んでばかりいるような子がいたら、変わってる子といわれかねなかったのです。

ところが最近は、簡単に発達障害と診断されてしまいます。その結果、発達障害の子どもは2006（平成18）年から2019（令和元）年までの13年間で10倍に増加（図表1－2）。子どもの1～2割が発達障害ともいわれています。

そのため、親御さんたちは、「うちの子は発達障害ではないか」と過度に心配し、ママ友同士で戦々恐々となっている印象があります。学校でも、ちょっと変わった子がいると

（図表1-2）発達障害の児童生徒数の推移

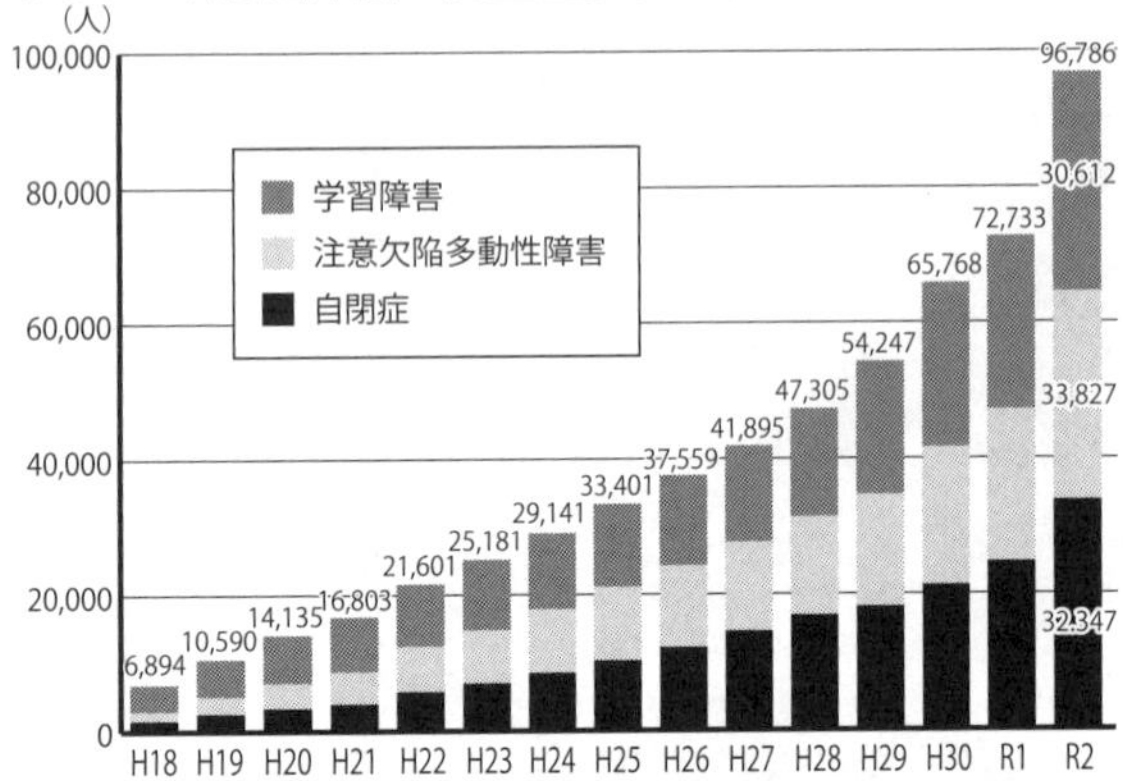

※令和２年度のみ、令和３年３月31日を基準とし令和２年度中に通級による指導を実施した生徒数について調査。その他の年度の児童生徒数は年度５月１日現在。

出所：「通級による指導を受けている児童生徒数（小・中・高等学校計）」（文部科学省「特別支援教育の充実について」）

すぐに発達障害を疑い、親に専門の医療機関の受診をすすめる場合もしばしばです。

不登校や引きこもりの子どもまで〝病気〟扱いされています。

もちろん、医療機関で適切な診療を受けたほうがいい発達障害の子どもがいるのは事実です。しかし、それは日常生活を送ることが難しいレベルの限られた子どもであって、少し落ち着きがなかったり、変わった言動をしたりする程度なら、それはその子の「個性」と見なしてよいと私は考えています。

そもそも、親が心配して医療機関へ連れて行っても、発達障害をきちんと診療できる小児精神科医は限られています。スクールカウンセラーなど小児向けのカウンセリングのトレーニングを受けている人も足りないため、ここでも精神医療崩壊が起こっていることになります。

暴かれた日本の入院医療の〝夜と霧〟

日本の精神医療は、いまだに患者を隔離収容する入院医療に重きを置いている（世界に類を見ないほど入院ベッド数が多い）ということからも、世界的にマイナスの評価を受けています。

たとえば、1984年に朝日新聞の報道で明らかにされた宇都宮病院事件は、900床以上の入院ベッドをもつ精神科病院の闇を象徴するような出来事でした。

宇都宮病院事件には、東大医学部の医者たちが深く関わっていたことから、当時ちょうど医学部の学生だった私にとって、衝撃的な事件として記憶に刻まれています。

事件が明るみに出たのは、栃木県にある宇都宮病院に不法に収容されていた1人の人物の告発がきっかけでした。この人物の証言から、前年の1983年に、同院内で看護職員らの暴力により、患者2名が死亡したことが発覚。

これだけでも大事件ですが、同院では事件前から患者さんの虐待が常態化していたうえ、無資格者による診療や、入院ベッド数を上回る患者さんの入院、死亡した患者さんの無断での解剖など、さまざまな違法行為が行われ、事件前の過去3年の間に、院内で222人もの患者さんが死亡していたこともわかったのです。

宇都宮病院は、1961年に精神科病院として開設されました。

当時は、精神障害者に対する世の中の偏見や差別が今以上に激しく、それを受けて国は精神疾患の患者さんを隔離するための政策として、精神科病院に対して、特別な人員配置基準（他科にくらべて医師数約3分の1、看護師数約3分の2）を作ったり、経営面でも優遇（病院開設補助、低金利融資など）したりしたことから、精神科病院が急増し、宇都宮病院も病床数をどんどん増やして収益を上げていきました。

加えて同院院長は、東大の医学部脳研究施設や大学病院精神科外来、大学病院分院精神科などと太いパイプを作り、1970年代半ばから、同院の入院患者を対象とした共同研究を行い、数多くの論文を発表しました。その頃すでに入院患者に対する虐待が行われていたにもかかわらず、東大の医者たちは黙認し、宇都宮病院から研究費や謝礼をもらっていたようです。

事件発覚後、宇都宮病院の当時の院長は無資格診療指示の疑いで逮捕・起訴され、懲役8カ月の実刑判決が確定。厚生労働省から医業停止2年の処分を下されました。同院と関係のあった東大医学部の医者6人は、大学から厳重注意を受ける程度で済みました。

事件が明るみに出たとき、開業当初57床だった同院の入院ベッドは920床まで増えていました。

そのたくさんの入院ベッドに、県内外の病院から対応困難な精神疾患患者を積極的に受け入れ、また家族からの依頼で措置入院※の患者さんを引き受けたり、行き場のない生活困窮者を引き取ったりするなど、周辺地域においてはとても都合のいい〝収容施設〟として重宝されていたのです。

宇都宮病院事件をきっかけに、患者の人権を守り、社会復帰を促すための「精神保健法（現・精神保健及び精神障害者福祉に関する法律）」が1987年に国会で成立。患者本人の意思に基づく「任意入院」が創設されますが、そういうものがほとんどなかったこと自体が、当時の入院医療の恐ろしさを物語っています。まさに精神医療の〝夜と霧〟といえるでしょう。

※精神障害により自分を傷つけたり他人に害をおよぼしたりする恐れがある場合に、都道府県知事の権限で行われる入院

今も入院医療の闇は見えないところで続いていた

当時の精神科病院はめちゃくちゃひどくて、私も30歳くらいまではそうした状況をよく知っていたのですが、そのあと老年医学のほうへ進んだので、最近の入院医療の実態についてはほとんど把握していませんでした。

さすがにもう、まともになっているだろう、くらいに考えていたところ、入院医療の闇は、見えないところでずっと続いていたことを思い知る事件がありました。

２０２３年、東京・八王子で起こった滝山病院事件です。ご存じの方も多いでしょう。

職員5人が患者さんへ壮絶な暴行を繰り返し、その様子を隠し撮りした映像がテレビで放映されて、大きな反響を呼びました。私も見ましたが、ベッドに寝ている患者さんに、身体的な暴力とともに言葉による暴力も加え、閉鎖された入院病棟の闇を目の当たりにしました。

職員5人は略式起訴で罰金刑となり、院長と理事長が辞任して、幕引きとなった感があります。しかし、NHKの調べによると、滝山病院には過去10年の間に1498人の患者さんが入院し、そのうち半数が生活保護を受けていて、8割近くの退院理由が「死亡」だったといわれています。

滝山病院も、先の宇都宮病院と同様、身寄りのない路上生活者や、周辺地域の病院で対応に困っている精神疾患患者を一手に引き受ける受け皿となっていました。人工透析の必要な精神疾患患者の受け入れも可能だったことから、希少な病院としてとても頼りにされていたようです。

しかし、送り手側からは喜ばれていたとしても、入院させられるほうはたまったものではありません。なかには、よくわからないまま連れて来られて入院を強いられた人もいると考えられます。あげくに、連日壮絶な虐待を受け続けたら、それこそPTSDを引き起こしてもおかしくないでしょう。

精神科病棟を全廃したイタリア、いつまでも減らない日本の精神病床

欧米ではすでに1960年代から、精神科病院の入院医療について疑問の声が上がっていました。とくに目覚ましい変革を遂げたのが、イタリアです。

当時のイタリアの精神科病院では、日本と同じような看護スタッフによる暴力や身体拘束など、患者の人権・尊厳を侵す行為が頻発していました。

そこで、イタリアの精神科医のフランコ・バザーリアが「自由こそ治療」だというスローガンを掲げ、従来の精神科の隔離収容政策を撤廃し、地域・外来治療中心へ切り替える運動を展開していきました。

その結果、1978年に精神科病院を全廃するための法律「バザーリア法」が制定され、1999年にはイタリア全土の精神科病院の全廃が実現したのです。これは画期的でした。

現在は、患者さんの意思を尊重し、地域で生活できることを原則として、地域精神保健センターを中心に、クリニックやデイケアを増やし、共同で生活できる環境を整備。地域で受け入れる体制も構築されています。

やむを得ない場合の対策として、一般の総合病院には最大15床の精神病棟の設置が認められていますが、そのベッドは病院ではなく、地域精神保健サービス機関と呼ばれる組織が管理し、ほかの選択肢がない場合を除き、治療はすべて患者さんの意思で行われることになっているそうです。

日本政府も、遅ればせながら21世紀に入ってから、精神科の病床数と長期入院を大幅に減らす方向で動き始めました。

厚労省は２００４年、前年に35・４万床あった精神疾患の入院ベッド数を、その後10年間で７万床減らす（２０１５年までに約28・２万床まで減らす）ことを目標に掲げました。

しかし、18年たった２０２２年のデータでも、精神病床は32万１８２８床もあり、精神病床の平均在院日数は約２７７日で、前年より若干長くなっています。

欧米諸国が精神科の入院ベッドを減らし続けている中、なぜ日本だけいつまでも入院医療を縮小できずにいるのでしょう。

じつは日本の精神科病院は約9割が私立病院なので、政府がなかなか介入しきれないということが1つの理由として挙げられます。そしてもう1つ、一般社会の中に精神障害者に対する差別や偏見が、日本国内ではかなり根深く存在し、退院後の患者さんを受け入れる環境を整えるのが難しいことも関係しています。

国民全体が意識を変えなければ、入院医療の闇はこのあともずっと容認されていくことになるでしょう。

2章◆治せないメンタルクリニックの真実

心療内科・精神科

「予約3カ月待ちは当たり前」は、当たり前じゃない

精神医療のさまざまな場面で、「医療崩壊」が起こっている現状をお話ししてきました。私がこの話をすると、それを否定する人たちは、

「だって、メンタルクリニックの数は年々増えているじゃないか」

そう反論してきます。

メンタルクリニックが増えているのは間違いありません。

しかし、人気のあるクリニックは一流の寿司屋並みに混んでいて、なかなか予約が取れない状況です。メンタルクリニックの多い東京でも、初診の予約1～3カ月待ちは当たり前で、半年かかるところもあると聞きます。

これがもし、がんだったらどうでしょう。

健康診断でがんが見つかっても、どこの病院も予約が埋まっていて、3カ月待たないと診てもらえない。そんな状況になったら、マスコミはこぞって「医療崩壊だ！」と大騒ぎ

するでしょう。

あるいは、新型コロナウイルスの感染拡大がピークを迎えていた頃を思い出してください。都市部を中心に医療機関がどこも満床となり、40℃近い高熱が出ても自宅待機を余儀なくされる人が続出し、テレビで連日その危機的状況が放映されました。それは医療崩壊と呼ばれました。

日本の精神医療は今、まさにそうした状況に陥っているのです。

でも、精神医療が崩壊の危機に瀕していることは、一般にはあまり知られていません。がんや新型コロナのように騒がれることはほとんどありません。

「だって、がんや新型コロナは、治療が遅れると死ぬかもしれない病気だから」

確かにそうです。でも、自死する人の多くがメンタルヘルスに不調を抱えていることを考えると、心の病も命に関わる病気なのです。３カ月待たされている間に、命を落としている人が少なくないとしたらどうでしょう。

「予約３カ月待ちは当たり前」という状況は、決して当たり前で済まされるものではないのです。

メンタルクリニックに押し寄せている人たちの症状は、誰もがかかり得るストレス性の病気が多くを占めます。つまり、誰にとっても「3カ月待ち」は他人事《ひとごと》ではないのです。

メンタルクリニックが増えた、知られざる事情

メンタルクリニックが増えた背景には、いろいろな理由があります。

厚生労働省が2004年以降、精神医療について〝入院医療中心から地域生活中心へ〟という理念の下、入院患者を減らす施策が推し進められてきたことにより、メンタルクリニックの役割が増したことも挙げられるでしょう。

また、メンタルヘルスの重要性が広く認知されるようになって、精神科の敷居が低くなり、一般の人たちが以前ほど抵抗なくメンタルクリニックを受診するようになったことも大きいと思います。

少し前までは、メンタルクリニックの場所も、表通りから1本奥に入った目立たないビルの2階以上にあるケースがほとんどでした。通院していることを人に知られたくないと

（図表2-1）勤務医と開業医の平均年収

科目	勤務医	開業医
精神科	1,230.2 万円	2,587.9 万円
内科	1,247.4 万円	2,424.0 万円
整形外科	1,289.9 万円	2,988.8 万円
小児科	1,220.5 万円	3,068.1 万円
産婦人科	1,466.3 万円	1,834.3 万円
外科	1,374.2 万円	1,977.4 万円

出所：勤務医＝独立行政法人労働政策研究・研究機構「勤務医の就労実態と意識に関する調査（2012 年）」、開業医＝厚生労働省 中央社会保険医療協議会「第 22 回医療経済実態調査（2019 年）」

いう、患者さんの気持ちをおもんばかっての
ことです。

それが最近は、駅前の賑やかな通りのビルの１階で開業するメンタルクリニックも出てきて、近隣に住んでいる人たちが来院し、人気を呼んでいるところもあるようです。

さらに、精神科医が、年収アップを目的に開業する場合も多くあります。

精神科の医者は、昔は大学の医局に残って教授を目指すか、大学とは別の精神科病院に勤務する人（勤務医）が大半を占めていました。しかし、今はわりに合わないということで、早めに開業するようになりました。

メンタルクリニックの精神科医の平均年収

は、中央社会保険医療協議会の「第22回医療経済実態調査（２０１９年実施）」をもとにしたデータによると、２５８７万９０００万円とされています。

大学病院や一般病院の精神科で働く〝勤務医〟とくらべると、メンタルクリニックの精神科医のほうが、およそ2倍も平均年収が高いのです。

しかも、２５８７万９０００万円というのは、あくまで平均年収ですから、「5分診療で薬だけ出す」ような診療で、１日１００人近い患者さんを見ていたら、とんでもない年収になります。精神科医は、ほかの診療科にくらべても、医者によって年収に大きな格差があるのです。

もちろん、クリニックを開業した場合は、スタッフの人件費や家賃などの経費がかかりますから、単純に勤務医と比較はできませんが、経費を差し引いても、開業したほうが年収がアップすることは間違いありません。

そのため、30代の精神科医がどんどん開業しています。これは精神科以外もその傾向がありますが、かなり早いのが特徴です。

精神科の診療は、高額な医療機器を必要としないので、クリニックを開業する際の設備投資の負担が軽いことも、若くして開業することを容易にしています。極端にいえば、机と椅子があれば開業できます。

加えて、必ずしも看護師を雇わなくても診療できるため、開業後の人件費もかなり抑えられます。

「心療内科」を標榜する、内科の研修を受けていない精神科医たち

精神科医がクリニックを開業する際、「精神科」という看板を大々的に掲げるケースはあまり多くありません。

昔にくらべると精神科の敷居がだいぶ低くなったとはいっても、いざ受診するとなると躊躇する人が多いためです。「私は心の病気であって、精神科の病気ではない」といい張る人もいます。

そのため、「精神科クリニック」ではなく、「心療内科クリニック」「メンタルクリニック」「こころのクリニック」といった名称がよく使われます。そちらのほうが患者さんが

集まりやすいからです。

このうち、メンタルクリニックやこころのクリニックは、精神科、心療内科のいずれか、またはどちらの診療も行っているクリニックのことです。

他方、精神科と心療内科は本来的には別の診療科で、精神科はこれまで述べてきたように、心の病を診ることを専門としています。

これに対して心療内科は、本来はストレスなどの心理的な影響で「体」に症状が出ている人を対象とした診療科（内科）です。心因性のぜんそくや腹痛、じんましん、高血圧などの患者さんに対し、心身の両面から治療を行います。

しかし実際には、軽いうつ、適応障害、発達障害など、本来は精神科を受診すべき人たちが、「精神科には行きたくない」という理由で、心療内科を受診するケースが多くなっています。

それは厳密にいうと間違っているのですが、ややこしいことに、前述の通り心療内科クリニックという名称であっても、そこの院長は精神科の専門医であることが多いので、心療内科クリニックでも、うつや適応障害、発達障害などの患者さんを診ています。

「ならば、精神科医が開業したクリニックなのに『心療内科』という看板を掲げているのは、本当は違法なの？」

頭がこんがらがってきますね。

結論を先に言えば、違法ではありません。

大学の医学部では、精神科には精神科の専門医の資格をもった医者がいて、心療内科には心療内科の専門医がいて、両者はきっちり分かれています。

しかし、大学を離れてクリニックを開業する場合、日本では医者の免許をもっていれば、どの診療科を標榜《ひょうぼう》しても構わないことになっています（「麻酔科」は例外）。

そのため、精神科医が開業するときには、患者さんの集まりやすい「心療内科」も併せて標榜することが多いのです。

違法ではありませんが、精神科と心療内科では身につけるべきスキルが異なります。したがって、患者さんの混乱を避けるためにも、精神科医が心療内科を名乗るのは避けたほうがいいと思います。

たとえば、私は精神科医ですが、医学部卒業後に医局を選ぶ際、心療内科で仕事をしようかと考えたことがありました。ところが、内科の研修を終えてからでないと心療内科には入れないと、その当時はいわれました。つまり、心療内科で患者さんを診るには、内科のスキルがある程度必要だということです。

ちゃんと話を聞いてほしい人は、心療内科・精神科どちらがいいか

本当に心療内科のトレーニングを受けているのであれば、そのほうが精神療法的なアプローチ（認知行動療法などの精神療法）も積極的に導入し、多角的な視点から心の問題を治そうという傾向があります。そのため、心療内科では、ごくたまに精神療法のできる人が教授に選ばれることがあり、心療内科の専門医は全国でわずか３００人しかいませんが、ある程度の精神療法の教育を受けています。

というわけで、「話を聞いてほしい」と思う人は、心療内科の専門医のいるメンタルクリニックをおすすめします。

クリニックのホームページに載っている院長のプロフィールを見ると、その院長が心療

内科の専門医か、はたまた精神科の専門医かはすぐにわかります。

精神科の専門医は、薬物療法中心の教育を受けている場合がほとんどなので、話をじっくり聞いてもらえる可能性は低いと考えたほうがいいでしょう。

ただし、心療内科の専門医は、軽度のうつ病までは診るものの、統合失調症のような重い精神疾患は診ない（診ることができない）というのが、一般的な不文律としてあります。

うつ病の患者さんであっても、自殺未遂を1回でもしたことのあるような人は、精神科の専門医のいるクリニックを紹介したり、精神科病院への入院をすすめたりする場合がほとんどです。

治らない患者は「お得意さま」？

メンタルクリニックには、さまざまな心の病を抱えた患者さんが訪れます。うつ病、不眠症、ストレス障害、パニック障害、不安障害、自閉症、アルコールなどの依存症、統合失調症など、挙げればきりがないほどです。

私が医学生の頃は、「統合失調症（当時は精神分裂病）は治らない」と教える医者もいました。

それが今では、どういうわけか統合失調症はどんどん軽症化しています。完治するのは難しいとしても、薬でうまくコントロールできれば、普通に社会生活を送ることが可能なことも多くなっています。

メンタルクリニックでは、そうした統合失調症やうつ病の人は〝お得意さま〟となっています。なぜお得意さまかというと、統合失調症の人は、薬を飲んでいればまあまあ落ち着きます。うつ病の人は、薬を飲んでいればまあまあ良くなります。

どちらも完全に治ることはないけれど、ずっとクリニックに〝お客さん〟として来てくれるからです。

だから、５年、10年続けていると、治らないお得意さまが一定数たまり、どこのクリニックも経営的に安定します。

治せない医者でも患者が離れていかないワケ

予約の取れない寿司屋の大将は、ほぼ間違いなく一流の料理人でしょう。

しかし、メンタルクリニックの場合は、予約がなかなか取れないからといって、その医者の腕がいいとは限りません。腕のいい医者のクリニックなら、治る患者さんが多いため、3カ月待ちになるほど混雑しないはずです。

つまり、3カ月も新しい患者さんを受け入れられないということは、治らない患者さん、あるいは治せない患者さんがどんどんたまっていくから、新しい患者さんをなかなか受け入れられないでいる、というケースも考えられるわけです。

心の病の6割は薬だけでは治せませんし、薬が効きやすい残り4割の病も、カウンセリングなどを行わないと、薬でずっとコントロールしながら、服用を続けていかなければならなくなる場合がほとんどだと、1章でお話ししました。

したがって、薬一辺倒のクリニックには、「治せない」患者さんがどんどんたまっていきます。

医者にとって「治せない」ことは、本来なら敗北を意味します。しかし、「治せない」けれど、一度来た患者さんがもれなくずっと通い続けてくれるとしたら、ビジネスとしては成功です。

かりに寿司屋であれば、実際に食べに行って味が悪ければ、お客さんは二度と行かないでしょう。

しかし、精神科の患者さんの多くは、依存傾向が強いため、初診でじっくり話を聞いてもらって「この医者はいい医者だ」と思ったら、あまり良くならなかったとしても、たいてい通い続けてくれます。

3カ月も待ってやっと診療してもらえるようになった場合はなおさらのこと、再診以降は「5分診療で同じ薬を出す」だけの対応でも、別のところへ移るケースはあまりありません。少なくとも、薬を飲んである程度症状をコントロールできている人は、「それで十分」と考える患者さんや家族が多いのです。

家族などが心配し、「ずっと薬を飲み続けていて大丈夫なの?」といったとしても、本人は下手なところへ移って、もしまた悪くなったらどうしようと、そっちのほうを心配する場合が多いのです。

要するに、薬一辺倒の「治せない精神医療」を行っているメンタルクリニックは、非常にいいビジネスモデルなのです。

「5分診療」にも理由はある

メンタルクリニックがビジネス優先になりがちな背景には、国の医療政策も深く関わっています。

病院やクリニックなどの医療機関の報酬は、2年に1度の診療報酬改定で決まります。診療報酬の決定はさまざまなプロセスを経て行われますが、最終的に厚生労働大臣の諮問機関である「中央社会保険医療協議会（中医協）」がそれをまとめ、新たな改定案が3月上旬に告示・通知されます。

以前は、精神科医がカウンセリングを行った場合、無条件で診療報酬の点数（報酬）がつきました。

ところが、今は5分以上、患者さんの話を聞かないと点数がつかないうえ、前述したように、5分以上話を聞いても30分未満は同じ点数となっています。30分を超えると少し点数が高くなりますが、その差額はわずか1000円程度です。

つまり、患者さんのために熱心に話を聞けば聞くほど、医療機関の経営が厳しくなるという状況になっているのです。1人の患者さんに30分かけるより、5分診療で6人診たほうが収益が6倍になる。1章で「治せる精神療法」より「治せない薬物療法」のほうが儲かる、と記載したのは、そういうことです。

カウンセリングなどを熱心に行っているメンタルクリニックは、1人の患者さんに毎回時間をかけて治療を行うほど、経営的に厳しくなります。診療報酬の面からも、精神療法がすごくわりの悪いものになってしまったわけです。

さらに、精神療法でうつなどの心の病を根治し、「もう来なくても大丈夫ですよ」「薬も飲まなくていいですよ」とやっていると、患者さんはどんどん減っていきます。新たな患者さんを集める努力もしなければなりません。

一方、5分診療で薬だけ出しているクリニックの中には、1日100人近い患者さんを診て大儲けしているところもある。真面目にやっている精神科医ほど損をする、ともいえるようなしくみになっているわけです。

精神科医の年収が、医者によって大きな格差があるのは、そうした理由からです。

ただ、精神科医の側にも言い分はあるでしょう。ある程度の収益を上げないと、自分の生活はもとより、クリニックの経営が厳しくなります。クリニックがつぶれたら、患者さんを助けることもできなくなります。

そのため、患者さんの症状が落ち着いてきたら、診療時間が最初の頃より短くなることは仕方ない面もあるのです。

高齢者のうつ病と認知症を見分けられない医者たち

社会の高齢化が進んだことで、高齢者のうつ（老人性うつ）や認知症が増え、それが精神医療ひっ迫の要因になっていることはプロローグで述べました。

じつは高齢者の増加だけが問題ではなく、高齢者のメンタルヘルスをしっかり診療できる医者が少ないことも、問題を深刻にしています。

老人性うつは発見しにくいとお話ししました。一般的にうつ病は、発見するための2大チェックポイントがあります。「食欲低下」と「不眠」です。

不眠に悩んでいる人は「寝つきが悪い」ケースが多いため、睡眠導入剤と呼ばれる寝つきを良くする睡眠剤が処方されます。

これに対して、うつ病による不眠は、基本的に熟眠障害と早朝覚醒を特徴とします。つまり、夜中に何度も目が覚めたり、明け方に起きてしまったりするわけです。したがって、睡眠導入剤を飲んで寝つきを良くしても、うつ病の人は夜中に目覚めてしまうのです。

ただし、熟眠障害と早朝覚醒は、うつ病でなくても加齢とともに起こりやすいことから、食欲不振とともに、高齢者にそうした睡眠障害が見られても、老化現象として片づけられがちです。

さらに、うつ病の高齢者は、腰痛や頭痛を訴えたり、「早くお迎えが来てくれないかな」といった希《き》死《し》念慮《ねんりょ》を口にしたりすることもしばしばですが、周りが本気で受け止めることはあまりないことも、老人性うつを見過ごす一因になっています。

もう1つ、高齢者のうつ病は、もの忘れが起こります。これは集中力の低下によるもので、人から聞いた話がなかなか頭に残りません。

たとえば、実家に電話をして80代の母親に「あさって出張でそっちへ行くことになったから、夕方ちょっと寄るね」と伝え、いざ帰ってみたら、寝起きのボサボサ頭の母親が出てきて、「あら、突然帰ってきて、何かあったの？」といったりします。

しかも、いつもならすぐに家の中へ招き入れてくれるはずが、どうも家の中に入れたくない様子。なかば強引に家へ入ると、部屋の中はごちゃごちゃで、キッチンには洗い物がたまりっぱなし。このような状況だと、誰もがまず認知症を疑うでしょう。

心配してすぐに精神科へ連れて行ったとしても、日本では老年精神医学があまり発達していないので、高齢者のうつ病は見落とされやすいのが現状です。もの忘れと生活の変化が見られたら、すぐに「認知症ですね」と診断してしまう医者がほとんどで、うつ病を疑う医者は少ないのです。

高齢者のうつ病と認知症を見分けるには、本人の変化のスピードが大きな決め手になります。

前述の例でいえば、半年前に実家へ帰ったときには、もの忘れもなく、家の中もきれいに掃除されていて、髪型や服装もきちんとしていた、ということであれば、ほぼ間違いなく老人性うつです。

老人性うつは、もの忘れと日常生活の激変が同時に起こります。

これに対して認知症は、半年で急激にそうした変化が見られることはほとんどありません。周囲の人が気づくような〝ちょっとしたもの忘れ〟が始まってから、日常生活に支障をきたすようになるには3年から5年はかかります。

ご家族にそのことを確認すれば、うつ病か認知症かの区別がほぼつきます。

老人性のうつは薬が効きやすいため、早い段階で薬を飲めば7割くらいの確率で治ります。他方、うつ病と気づかずに半年ほど放っておくと、認知症に進みやすくなります。

それにもかかわらず、「もの忘れ外来」を標榜しているクリニックでも、ご家族から「急にもの忘れが始まって、着替えもしない、風呂も入らない、掃除もしないようになった」という話を聞いて、老人性うつを疑うことのできる医者は少ないのが現状です。

つまり、うつ病を見落とされている高齢者がいっぱいいるということです。「歳のせい」と片づけられたり、「認知症」と誤診されて関係のない薬を処方されたりして、治るはずの人たちが放置されているのです。

そういう意味で、老年精神医学も崩壊しています。

認知症とうつ病なら、認知症のほうが怖いという印象が強いでしょう。でも、うつ病は自死するリスクがあります。また、本人にとっては認知症よりはるかにつらいものです。高齢者の自殺は意外に多いのです。「残りの人生に希望が見いだせない」「生きていても周りに迷惑をかけるだけ」といった言葉をよく口にすることも、老年性うつを発見する手がかりとなります。

高齢者の暴走運転は「せん妄」が原因？

認知症と間違われやすい高齢者の症状としては、「せん妄」も挙げられます。

せん妄というのは、体に何らかの負担がかかったときに生じる意識の混乱によって起こる心の病です。

新しい薬を飲み始めたり、入院や引っ越しで環境が変わったりしたときに発生しやすいほか、脱水、感染、発熱、貧血なども、せん妄の引き金となります。それらが体に負担をかけ、脳への負担にもなって、激しい幻覚・妄想といった意識障害が生じるのです。

たとえば、高齢の親が骨折して入院したとします。お見舞いに行くと、真剣な顔で「テレビから天皇陛下が出てきて声をかけてくれた」とか、「天井がゴキブリだらけなので、なんとかしてくれ」とか、おかしなことをいい出して、大声で叫び出したりする。そんな症状が見られたら、それがせん妄です。

認知症の症状としてもよく知られていますが、認知症でなくても加齢とともに起こりやすくなります。

おかしな言動が見られても、多くの場合、数時間もしないうちに混乱は治まり、普通に会話ができるようになります。意識の混乱が起こっていたときのことを、本人は覚えていないのが特徴です。

入院中なら、医者がせん妄と気づいて対応してくれそうなものですが、そうとは限りません。外科系の医者は、手術後のせん妄をよく経験するので誤診することはほとんどないものの、内科の医者は認知症と診断してしまうことがあります。

また、日常生活の中で、風邪をひいたときなどに急にせん妄が起こったりすると、家族は驚いて認知症だと思い、もの忘れ外来に親を連れて行きます。このときも、認知症と誤診される場合が少なくないのです。

認知症の中には、幻覚や妄想が起こりやすいレビー小体型認知症と呼ばれるものがあります。そう診断されたり、あるいはアルツハイマー型認知症や脳血管性認知症の症状の1つとして、せん妄が起こっていると診断する医者もいます。

いずれにしても、認知症とは関係のない、何らかの意識障害によるせん妄かもしれないと考える医者は、それほど多くないのです。

加齢によって起こるせん妄は、じつはとても大きな危険をはらんでいます。とくに車を運転しているときが非常に危険です。

ここ数年、高齢者の危険運転や、それによる衝撃的な事故の報道が目立ちます。普段は安全運転している人が突然暴走し、アクセル全開で建物に突っ込んだり、歩道に乗り上げたりするような事故の中には、せん妄が関係しているケースが少なくないと、私は考えています。

日本の医者は、欧米では考えられないほどたくさんの薬を高齢者に出しています。そうした高齢者が、運転中にせん妄を起こすリスクは非常に高いからです。

だというのに、高齢者の暴走運転で事故が起こったとき、せん妄と関連づけて説明する精神科医を見たことがありません。私は自著やインターネットなどを通じて以前からそのことを指摘していますが、メディアからコメントを求められたことがない。とても残念でなりません。

暴走運転の背景に、せん妄が関わっている可能性が広く知られるようになれば、高齢者の危険運転を防ぐ手がかりにもなります。

「小児精神医学」の中途半端な流行が発達障害を増やした？

老年精神医学が崩壊している一方で、小児精神科医は増えています。おそらく論文を書きやすいことが1つの理由でしょう。

小児精神科医が増えるのはいいことですが、小児精神医学が中途半端に流行っていることで、発達障害のレッテル貼りがひどいことになっています。発達障害と診断される子どもが増え、コンサータと呼ばれる覚せい剤に類する成分が含まれた薬が乱用されています。コンサータで発達障害が治るならまだしも、発達障害は薬では治せません。

発達障害が過去13年で10倍に増えたことは、プロローグで述べました。これもほかの心の病と同様、発達障害が急に増えたわけではなく、発達障害と診断される人が増えたということです。

発達障害は、文字通り発達の障害ですから、落ち着きのない子どもでも、3年たったり、5年たったりするうちに、次第に落ち着いてくるのが通例です。人の気持ちがわからなくて、人づきあいが苦手な子どもでも、成長とともにコミュニケーション能力が高まってくる場合もあります。

私自身、自分の幼い頃を思い出すと、明らかに発達障害だったわけです。だけど、成長していくうちに、自然に落ち着きのなさは治まり、感情のコントロールもできるようになって、今に至ります。社会人として、精神科医として何の問題もなく生きています。

そもそも、ダイバーシティ（多様性）の時代といわれる昨今、変わり者に病名をつけて排除するより、変わり者と一緒に暮らせる社会を作ろうというのが世界的なトレンドなわけです。今の日本の精神医療はそれに逆行しています。

変わり者には病気のレッテルを貼り、世の中から排除する、障害者扱いする。そして、薬では治せないのに薬漬けにする。

自然災害や凶悪事件などが起こるたびに、子どもの心のケアが大事とよくいわれるのに、日本の精神医療はあまり機能していません。

子どもの精神医療もお手上げ状態

不登校の子どもも増えていますが、これに対しても、今の薬物療法中心の精神医療はお手上げ状態です。

文部科学省が2023年に発表した調査結果を見ると、小中学校における不登校の子どもは、およそ30万人で過去最多を更新しています。小中高および特別支援学校でのいじめ件数は、認知されているものだけで約68万人にのぼり、小中高から報告のあった自殺数は411人と報告されています（「令和4年度　児童生徒の問題行動・不登校等生徒指導上の諸課題に関する調査」より）。

最近は教職員だけでは対応が難しくなっていることから、公立の小学校・中学校・高校では、スクールカウンセラーを置いているところが増えています。

スクールカウンセラーというのは、子どもや保護者のカウンセリングを行い、それを教

（図表2-2）不登校児童生徒数の推移

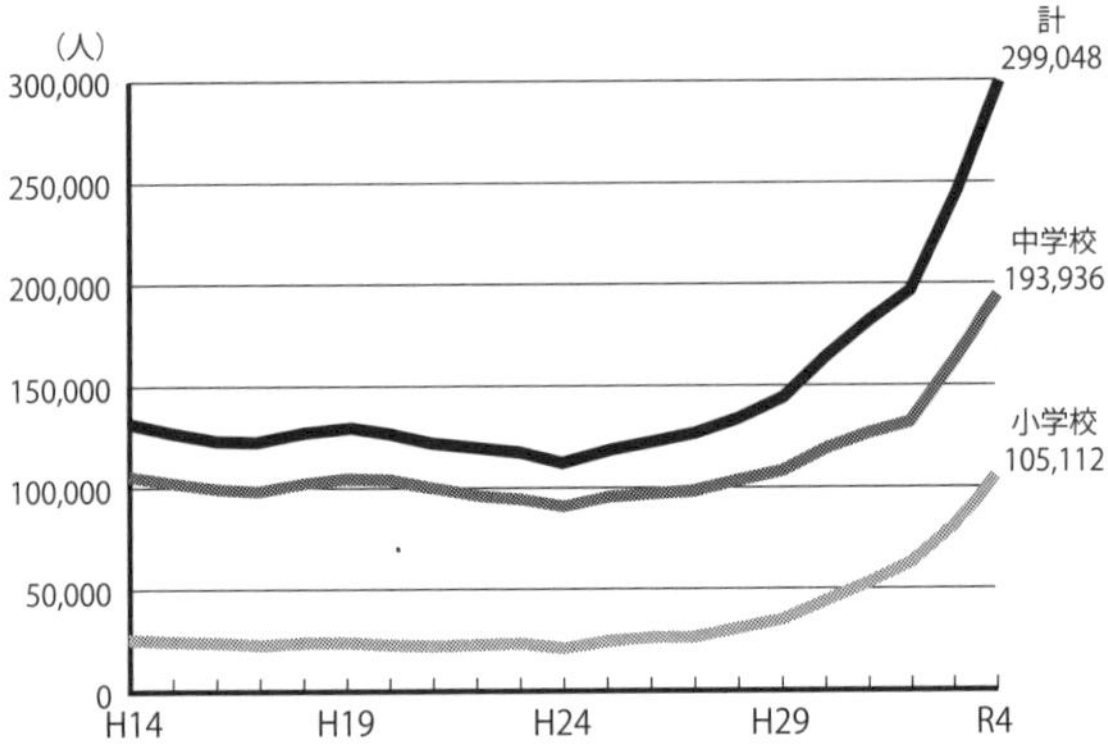

出所：文部科学省「令和３年度児童生徒の問題行動・不登校等生徒指導上の諸課題に関する調査結果」

職員と情報共有する役目を担う、臨床心理士または公認心理師※の資格をもった人たちのことです。相談内容は、友人関係、親子関係、いじめ問題、不登校、進路の相談など多岐にわたります。

ただし、子どもの心の病に特化したトレーニングを受けている臨床心理士・公認心理師は、それほど多いわけではありません。また、非常勤で週1～2回の勤務ですから、できることは限られます。スクールカウンセラーのいる学校でも、生徒のフォローが十分にできているとはいい切れない状況です。

1日6～7件の相談に対応するスクールカウンセラーもいるようですが、通常は午前中に3人くらいの子どものカウンセリングを行うのが精いっぱいで、症状の重い子どもを優先して対応することになります。軽い症状であればきちんと対応されない子どもが少なくないことは、容易に推測されます。

それはスクールカウンセラーのせいばかりとはいえません。もっとスクールカウンセラーの人数を増やしたり、もっと有効活用したりといったことができていないところに、根本的な問題があります。

子どもたちからすると、今も昔も、たまたまカウンセリングマインドの高い保健室の先生がいてくれたから救われたという、そんな心細い状況なのだろうと思われます。

※２０１７年に始まった、日本で初めての心理に関する国家資格。相談者へのカウンセリングを実施して、助言や指導を通じて心の問題の解決を図るのが主な仕事

適切なメンタルケアができない⁉「産業医」

メンタルクリニックの医者の中には、「産業医」を兼業で行っている医者が結構います。

産業医というのは、契約先の会社で働く人たちの健康管理（健康診断、健康教育、健康相談など）をはじめ、治療と仕事の両立支援、ストレスチェック制度（36ページ参照）の対応などを行う医者のことです。

もともと日本医師会が主導して作った職種で、どの診療科の医者でも、日本医師会の規定の講習会を受けると産業医になれます。

産業医を専業としている医者もいますが、クリニックや病院の仕事と兼業で行っている嘱託の産業医がほとんどです。これがちょっとしたお小遣い稼ぎになるのです。

たとえば、内科の開業医が2～3社の産業医を引き受けると、月10万～20万円入ってきます。ほとんど何もしていないのに毎月お金が振り込まれてくる。そんな名ばかりのような産業医も少なくありません。

企業側も、50人以上の労働者がいる会社は、産業医を置くことが義務づけられていることから、いちおう契約はしているものの、最低限の役目を果たしてもらえればそれで十分という感じでした。

しかし最近は、産業医の働きに疑問の声を上げる企業も出てきました。

株式会社メンタルヘルステクノロジーズが2022年3月30日から4月1日かけて実施した大手企業（従業員数1000人以上）の人事担当者106人を対象にしたアンケート調査（「大企業における産業医活用」の実態調査）では、新型コロナウイルス感染症拡大を境に、産業医に対する意識の変化を示す次のような結果が報告されています。

○新型コロナ流行後、「休職者や離職者の増加」を実感→67%
○産業医を活用したメンタルヘルスケアの対応の「必要性が高まった」→85・9%
○現状では「産業医への素直な相談は難しい」→73・6%
○産業医と「気軽に相談できる関係構築ができてない」→56・7%
○現在契約している産業医に「満足していない」→32%
○別の産業医への切り替えを「検討した経験がある」→79・4%

こうした企業側の意識の変化は、今後の産業医の在り方に大きな変化をもたらす可能性があります。今までお金だけもらって安穏と仕事をしてきた一部の産業医の一掃につながることを願います。

アンケート結果を見ると、社員のメンタルヘルスケアの対応が強く求められていることから、精神科の医者を産業医として採用する企業が増えることが予想されます。

本来であれば、精神科医の1人として喜ぶべきところですが、現在の薬一辺倒の精神医療が続く限り、産業医を精神科医に代えたとしても、前述のような企業の不満は解決できないでしょう。

結局、社員から相談を受けても、「眠れないなら薬を出しましょう」「軽いうつだから、うつ病の薬を出しておきます」で終わらせて、あげくに薬では治らない適応障害の人にまで薬を出して、それでおしまいとしてしまう。そのような診療はメンタルヘルスケアとはいえません。

とにかく今の精神医療の体質を変えないと、子どもから大人、高齢者まで、ほとんど救えない。心を病んだ人が世の中にあふれてしまうことになるでしょう。

モラルが崩壊した精神科医に要注意

精神科医の中には、モラルが崩壊した医者が一定数、存在するのも事実です。

精神科医という立場を利用して、心の弱っている患者さんの弱みにつけ込むような行為をする事件が結構起こっているのです。

たとえば、うつ病の治療薬で、食欲を増すスルピリド（商品名はドグマチール）という薬があります。女性がこのスルピリドを飲むと、副作用として母乳が出てくることがしばしばあります。

精神科医なら誰でも知っていますが、それを知らない患者さんは、急に母乳が出てきて驚きます。その動揺した心理状態を利用して、婦人科の治療を装いながら、性加害（わいせつ行為）を行う精神科医が問題になりました。

メンタルを病んでいる人は、薬の影響やカウンセリングによって、相手に逆らえない状況になっている場合もありますから、とくに注意が必要です。医者がおかしなことをいっても、うっかり受け入れてしまうことがある。

たとえば、「あなたは悩みが深いようなので、診療時間中は十分に対応できないから、休診日に2人きりでゆっくりお話を聞きましょう」と精神科医がいったとします。

患者さんからすると、「お医者さんがそんなに自分のことを心配してくれている」「忙しいのに、なんて親切なお医者さんだろう」と思い、喜んで承諾してしまうことが少なくないでしょう。

しかし、そんなことをいう精神科医はかなり危険です。診療時間外や休診日にクリニックへ来るようにいわれたり、クリニック以外の場所で会おうといわれたりしたら、絶対にアウトです。

これは女性の患者さんだけでなく、男性や子どもの患者さんも同様です。

たとえメディアで顔の知られている医者や、SNSで人気の医者であっても、安心するのは禁物です。

メディアの報道やインターネットの記事は、いくらでも操作することができます。週刊誌で性加害が報じられた特定の医者の悪行を名指しで投稿した記事に対し、弁護士を介して脅してきた悪徳医者がいるというウワサを聞いたこともあります。

アメリカでは、精神科医が診療中に患者さんに対して犯罪行為を行った場合、厳しく罰せられますが、日本では事件化しても示談が成立してうやむやとなり、そのまま医者を続けているケースがほとんどです。

いい精神科医の探し方については、4章であらためてお話しします。

ちなみに、私がアメリカに留学していた頃、精神科医が患者さんからストーカー被害に遭うケースが多く、大きな問題になっていました。精神療法で1時間近く話を聞いていると、精神科医に対して恋愛感情を抱く患者さんが出てくるのです。

あるいは、服用している薬の影響で、患者さんが精神科医に対して異常なほど好意を抱いたり、逆に憎しみを抱いたりすることもあります。その結果として、ストーカーをする人も出てくる。

日本の一部の精神科医のように、患者さんの話をほとんど聞かずに薬だけ出していれば、そうしたおかしな関係が生まれる心配はほとんどありません。しかし、それが精神科医として正しいかといえば、もちろん絶対に違います。

3章◆日本の精神医療がまともになるために

「ならばどうしたらいいか」を考える

今の日本の精神医療の問題点について、多方面からお話ししてきました。

ストレスの多い現代社会において、メンタルヘルスケアを担う精神医療が、わが国で十分に機能していないことは、とても危険な状況といえます。

メンタルを病むことは、誰にとっても他人事ではありません。いつ自分の身に降りかかってくるか、自分の身近な人間に降りかかってくるかわかりません。

いつも笑顔で元気だった人が、職場の部署が移ったのを境にメンタルの不調をきたし、休職を繰り返したあげくに退職する。あるいは、お子さんが急に不登校になり、どうしたらいいのか困り果てている。そんな人が、みなさんの周りにも1人や2人、いるのではないでしょうか。

個人の心の問題に十分に対応できていないことはもとより、精神医療の脆弱性《ぜいじゃくせい》は、医療費や労働力の損失といった側面からもインパクトが大きいことから、国家をゆるがす経済的な損失にもつながります。

順天堂大学の調査によれば、精神疾患によって生じる日本の経済的損失は、年間11・2兆円にのぼると推計されています。

「ならばどうしたらいいの？」

そこが最も重要なところですね。

日本の精神医療をまともにするために、国はどう動いたらいいのか、精神科医はどうしたらいいのか、マスメディアはどうか、はたまた海外の精神医療で参考にできることはあるのかなど、私なりの考えを本章でお伝えしたいと思います。

厚労省が解決すべき問題①

臨床心理士、公認心理師のカウンセリングにも保険適用すべき

カウンセリングをしっかりできる精神科医が少ないため、精神医療の現場では臨床心理士、公認心理師がカウンセリングを行うことが通例となっています。

臨床心理士というのは、4年制大学を卒業後、臨床心理士を養成する指定の大学院で臨床心理学を学び、修了後に臨床心理士資格試験に合格した人たちのことです。従来、精神医療の現場では、臨床心理士の資格をもつ人がおもにカウンセリングを行ってきました。

しかし臨床心理士は、日本臨床心理士資格認定協会という団体が認定する民間資格であるため、その権限や役割が明確に規定されていませんでした。そこで、２０１７年から心理職の国家資格として始まったのが、公認心理師制度です。

公認心理師も基本的に、規定の養成カリキュラムのある大学を卒業し、特定の施設で2年間の実務経験を積むか、大学院で必要な科目を履修、修了したうえで、国家試験に合格する必要があります。

臨床心理士と公認心理師の違いは、臨床心理士が文部科学省の管轄下にあるのに対して、公認心理師は厚生労働省の管轄に属していること。また、公認心理師は、患者さんだけでなく、その関係者にも助言や指導を行うなど、権限や役割が広く規定されているということはありますが、精神医療の現場で、カウンセリングなどを通じて患者さんの心理的なサポートをするという点では、同じ役割を担っているといえます。

現在は2つの資格が併存していますが、将来的にはすべて公認心理師に統一する方向で国は動いています。

一般に、精神科医の行うカウンセリングは「精神療法」と呼ばれるのに対し、臨床心理士や公認心理師の行うカウンセリングを「心理療法」と呼びます。

現在の医学部の教育では精神療法のトレーニングがほとんどなされていないため、下手な精神科医よりも、臨床心理士や公認心理師の行う心理療法（カウンセリング）のほうがよほど優れているといえます。

しかし、現行の保険診療では、臨床心理士の行うカウンセリングは診療報酬をつけられません（＝保険が効かない）。国家資格の公認心理師であっても、一部のカウンセリング行為において診療報酬が適用されるようになりましたが、多くの場合、保険が効きません。そのため、さまざまなデメリットが生じています。

第1に、患者さんの負担が挙げられます。精神科医がカウンセリングを行った場合は「通院精神療法」として保険が効くので、患者さんの負担は30分未満なら千数百円、60分以上行っても2000円程度で済みます（3割負担の場合）。しかし、臨床心理士・公認心理師（以下、2つの資格を合わせて「心理師」と記載）では、カウンセリングを行っても、基本的に自由診療になるため、全額が患者さんの自己負担になります。そのため、一般的な目安として30分5000円程度を支払うことになります。

この金額を聞いて「そんなに高いの！」と思った人も多いでしょう。

実際には、欧米とくらべると極端に低い額なのですが、カウンセリングの重要性が十分に認識されていない日本では、どうしてもそう捉えられてしまいます。

また、保険診療と自由診療を同日に行うことができないため、心理師によるカウンセリングは医者の診療日とは別日に設定されたりします。

それらがネックになって、日本ではカウンセリングを希望する患者さんはそれほど多くありません。そうなると、医療機関も心理師を常勤で雇うのをためらい、予約の入ったときだけ非常勤に委託するという形になりがちです。これが第2のデメリットです。

その結果、医療現場で働いている心理師の中には、2章でお話ししたスクールカウンセラーなどの教育関係、あるいは福祉関係の仕事と掛けもちをするようになったりします。

これは心理師にとって負担が大きいだけでなく、医療機関にとってもデメリットとなります。学校のスクールカウンセラーのほうが、医療機関で働くよりも報酬が高いため、スクールカウンセラーの口が1件決まると、「半日はそっちに行きます」となったりするわけです。

そうすると、クリニック側は心理師のいない時間帯ができ、カウンセリングを希望する患者さんを減らさざるを得なくなります。

心理師を常勤で雇用しているクリニックもありますが、前述したように、日本では心理師のカウンセリングに30分5000円からのお金を支払う人は少ないため、クリニックに常駐しても需要が限られます。

結果的にカウンセリングの予約が入っていない時間帯は、心理師が受付をやらされたり、事務仕事をやらされたりしていることも少なくありません。

臨床心理士にしても公認心理師にしても、大学で4年間学び、さらに大学院に2年間通い、さらに難しい資格試験を合格した、心の問題のプロフェッショナルたちです。にもかかわらず、晴れて心理師になってみたら雑用ばかりやらされて、年収もほどほどという感じになっている。そんなケースが多いのです。

したがって、心理師が行うカウンセリングを保険適用にすべきだと、私は考えています。保険適用になれば、30分未満のカウンセリングを受けるとして500円（1割負担の高齢者）～1500円程度（3割負担）で受けることが可能となります。しかも、診察と同じ日にカウンセリングを行えるようになるため、患者さんの負担もぐんと軽くなります。

一方で、メンタルを病む人が増えている中、心理師のカウンセリングを保険適用にしたら、

「国の医療費負担が大幅にふくらむのでは？」

と心配する人も少なくないと思います。

でも、大丈夫です。適切なカウンセリングを受ける人が増えれば、メンタルを病む人は確実に減ります。その結果、今のようなメンタルクリニックの「予約待ち3ヵ月」は解消され、薬をずっと飲み続ける人も大幅に減少します。逆に医療費の削減につながることが期待できます。

また、カウンセリングの需要が増し、心理師の仕事が増えて収入がアップすれば、自然にモチベーションが上がります。「心理師になりたい」と考える若者も増え、優秀な人材が集まってくる。そういう好循環が生まれると、私は考えています。

厚労省が解決すべき問題②

臨床心理士、公認心理師の養成にもっと力を入れる

心理師は都市部に偏在していて、地方では絶対的に不足しているところも問題です。最近は全国で大規模な地震などの自然災害が増え、そのたびに「心のケアのために臨床心理士を派遣しています」という話を聞きます。しかし、東日本大震災のときも、能登半島地震のときも、現実には追いついていなかったと思います。

精神科医に至っては、そもそも心の診療のできる医者が足りないため、被災地へ派遣する余裕がありません。

医学部の教授は生物学的な研究ばかりしている医者が選ばれることは1章で述べまし

た。じつは心理師の世界も、似ているところがあります。

私は数年前まで、臨床心理士を養成する国際医療福祉大学大学院で教授を務めていましたが、結局、教授になる人を見ていると論文重視で、実践的な臨床実績は軽視される傾向にありました。なぜなら、教育する側の人間が、カウンセリングを主な生業《なりわい》としているケースが少ないからです。

アメリカでは、Ph.D.《ピーエイチディ》(博士号保持者)と呼ばれる人たちがカウンセリングを行っていて、多くの場合、カウンセリングの収益だけで暮らしています。彼らはとてもフレキシブルで、認知療法で良くならなければ、今度は行動療法をやってみようとか、あるいは精神分析で良くならなければ、認知療法に変えてみようとか、専門にこだわりません。

一方、日本の場合は、カウンセラーをやるよりも、臨床心理の教授になったほうが収入が多いことから、オタク的な教育者が増えています。

だから、自分の出身大学の教授が、フロイトの文献を細かく研究しているような古いタイプの人間だったりすると、フロイトの信者のようにさせられて、臨床のスキルが身につかないまま卒業している例が少なくありません。

医者が精神療法をやらないというなら、厚労省は臨床心理士や公認心理師を増やすとともに、その教育の質をもっと高める必要があります。

厚労省が解決すべき問題③

総合診療科の医者を増やす

メンタルを病んでいる人にとって、精神科の敷居はいまだに高いことは、2章で述べました。うつ病の患者さんが、最初に医療機関を受診する際、心療内科や精神科を選ぶ人は1割程度で、9割は内科などを受診しているという報告があります。

一方で、心療内科や精神科ではない医者が、初診でうつ病やうつの診断を正しく行ったのは、こちらもほぼ1割だったというデータもあります。

メンタルの不調を訴える人が増えている中、精神科が本来の機能を発揮できていない現状も鑑みると、心の病に対してある程度の診療スキルをもった精神科以外の医者の養成にも、国は力を注ぐべきでしょう。

私はずっと前から、「総合診療の専門医（以下、総合診療医）をもっと増やすべき」と訴えています。

総合診療医は、文字通り患者さんの心身を総合的に診ることのできるジェネラリストのことです。日本は専門分化型（循環器内科、脳外科、消化器科など）の医者ばかりで、総合診療医が絶対的に不足しています。

総合診療科を標榜する医療機関はずいぶん前からありました。しかし、そのスキルを養う環境は未整備でした。それが2018年にスタートした新専門医制度で、総合診療の専門医を養成するコースが新たに作られました。

これはとてもいい流れなのですが、結局、今の総合診療科の教授の多くは、ほかの診療科の教授選で落ちた医者などが多く、総合診療のしっかりしたトレーニングを受けていない人が多い。そんな教授のもとで、優れた総合診療医が生まれるとは思えません。

もちろん、医大の中には、総合診療医の育成に力を入れているところもあります。そうした大学の総合診療科は、正規職員を含めてスタッフの数が充実しています。

一方で、総合診療科のある医大のホームページをあちこち見てみると、その多くは教授

1人、准教授1人、講師1人、助手1人ぐらいのところがほとんどです。

本気で総合診療医を増やそうと思うなら、厚労省が強く指導するしかないと、私は思っています。

たとえば、「総合診療医を20人以上揃えないと、そちらの大学の補助金を減らしますよ」といった施策を打つ。やる気になればいくらでもできるはずです。

また、総合診療医が心のケアをできるようになるためのトレーニングも、もう少し充実させるべきです。

しっかりした総合診療医が増えれば、今の日本の脆弱な精神医療が改善されるとともに、高齢者に対する医療も改善されます。高齢者に対する〝薬漬け〟のような今の診療が改善されたら、ここでもまた医療費を大幅に削減できるでしょう。

現状のままでは総合診療医をしっかり育てられないというなら、総合診療医の養成に特化した医療機関、または医学教育機関を新設すべきです。

総合診療を2年くらい学べる学校を作れば、それなりの医者を養成できると思います。少なくとも精神療法に関しては、2年でもそこそこの基礎知識はつきます。

文科省が解決すべき問題

医学部へ入る前に社会人として経験を積むのが理想

日本では、19歳や20歳で医学部へ入り、そこから一般社会とほとんど接点のないまま医者になるケースが多数を占めます。しかし、少なくとも精神科に関しては、医学部以外の4年制大学を卒業した人や、ある程度の社会経験を積んだ人を一定数交《ま》ぜたほうがいいと、私は考えています。

ストレス社会の現代では、仕事でメンタルを病んで受診するビジネスパーソンが多いことを考えると、一般企業で働いた経験は、診療を行ううえで大いに生かされます。

実際にアメリカでは、4年制の一般大学を卒業したあとに医学部（メディカルスクール）へ進むしくみになっています。大学時代にアルバイトをしたり、部活を楽しんだり、友人や恋人と青春を謳歌《おうか》したりして、人間性を磨いてから医療の世界へ進むわけです。

私の留学したアメリカのカール・メニンガー精神医学校も、医科大学校を出て医者の免許を取得した人が、精神療法を含めた精神科治療全般を学ぶために通う医学校でした。

日本でもこうしたスタイルを導入すれば、受験のときに学生の〝人間性〟を見極めるための「入試面接」など自然に消滅するでしょう。

文科省&厚労省が解決すべき問題

文科省と厚労省と医学部のいびつな関係を正す

教授を選ぶのは文科省のマター（役割）です。したがって、精神療法を行っている医者が「教授選82連敗」という歪んだ状況にいつまでもメスが入らないのは、黙認している証拠といえます。教授会の選挙はいろいろな問題があるのに、文科省は大学の自治に任せるという姿勢で、まったく介入しようとしません。

しかし、1章で紹介した医学部の問題は、文科省のみならず、厚労省も含めて、日本の医療・医学を司る2つの省庁の政策ミスの結果だと私は思っています。

文科省と厚労省は、「学問の自由」を盾に、大学の教授会の横暴を許し続けているといっていいでしょう。

なぜなら、文科省にしても厚労省にしても、役人の天下りは禁止されています。しかし、大学教授という天下りだけは許されています。その証拠に、論文を1本も書いてない元役人が、あちこちで教授になっています。

自分の先行きのことを考えたら、そんなうれしい待遇を手放すわけがありません。現行のままのほうが、彼らは望ましいわけです。

医療現場にいる医者たちも、こんなに問題の多い大学医学部に対し、その体制を批判する人はほとんどいません。じつは、ここにも入試面接が関わっています。

医者の子どもは医者を目指す傾向が強いことから、下手に医学部を批判すると、自分の子どもに影響が及びます。子どもが医学部を受験することになったとき、入試面接で真っ先に目をつけられてしまいます。「わかっていますね」という無言の圧力を、医者は常に受けている状況といえます。

そんな歪んだ状況だから、医学部はいつまでたっても総合診療医も増えないし、専門分化型の旧態依然とした正常値主義の医療が続いているわけです。

文科省は論文主義なので、せめて厚労省がもうちょっとしっかり医学教育のために、がんの専門医を増やすとか、総合診療医を増やすなどの対策を打つ必要があるでしょう。精神医療においても、精神療法がきちんとできる医者を増やす必要があるのに、それができていないのが現状です。

精神医学界が解決すべき問題①

臨床心理士、公認心理師の有効活用

クリニックにおいては、心理師に初診のインテークも頼むと、患者さんのためにもなりますし、医者も助かります。

インテークというのは、初めて診療に来た患者さんに対し、病状や病歴、生活史などの聞き取りを行うことを指します。どのようなことに悩んでいるのか、どのような症状が出ているのか。これまでのいきさつなどを、患者さんに話してもらいます。

医者1人のクリニックであれば、初診時に医者が1時間くらいかけてインテークを行うこともありますが、現在の診療報酬ではそれは期待できません。

一方、心理師が事前にインテークを行い、その内容を記録して診察前に医者に渡すようにすると、初診の診療がスムーズに進みます。

患者さんも、カウンセリング能力の低い医者に話をするより、カウンセリングのプロである心理師に聞き取りをしてもらったほうが、断然話しやすいはずです。

とくに、メンタルを病んでいる人は、医者の前では極度に緊張して、自分の病状などを順序だててしっかり話せない場合が少なくありません。初診のインテークがうまくいかないと、その後の診療に大きく影響します。そうした意味でも、インテークは心理師にまかせるということもありでしょう。

心理師とうまく連携できていれば、本来1時間かかる初診が、10分程度で済むこともあります。

患者さんの側も、初診が10分で終わったとしても、心理師とじっくり話ができていれば、満足度がぐんと高まります。

精神医学界が解決すべき問題②

精神療法を学べる場へ積極的に参加する

今の日本では、精神療法を学べる場は限られています。

それでも、慶応義塾大学の先生方が行っている「精神分析的心理臨床セミナー」や「認知療法のセミナー」、あるいは東京慈恵会医科大学が中心になって行っている「森田療法セミナー」（精神科医・森《もり》田《た》正馬《まさたけ》氏によって創始された神経症に対する独自の精神療法）」などはよく知られています。

いずれも東京をはじめとする都市圏での開催が中心ですが、最近はオンライン開催しているセミナーもあります。

私自身、アメリカへ留学する前に、慶大の精神分析のセミナーへ4年通いました。当時は精神分析の大家である小此木《おこのぎ》啓吾《けいご》先生が主宰されていて、「精神分析セミナー」という名称でした。現在、小此木先生のお弟子さんたちが行っているのが、先に紹介した精神分析的心理臨床セミナーです。

アメリカ留学から戻ったあとは、森田療法のセミナーに通い始め、今に至るまで20年以上通っています。

自分が興味のあるセミナーを見つけてまめに受講すれば、精神療法のスキルをある程度身につけることは可能です。

海外の大学へ留学して精神療法を学ぶのも、とてもよい方法です。

私は1991〜94年、アメリカのカール・メニンガー精神医学校という、精神科医専門の養成学校へ留学しました。30年くらい前の話ですが、そのときに学んだことが、今でも通用します。

しかし、私のように精神療法を学びに留学する人はごく稀です。おそらく、日本国内でこれまで10〜20人程度だと思います。

これらの国内の精神療法関連のセミナーも、受講者の8割ぐらいは臨床心理士で、医者はほとんど受けていないのが現状です。

私が臨床心理を教えていた国際医療福祉大学大学院も精神療法を学べる場の1つです

が、私の在任中、医者でこの大学院の学生になった人は、たった1人でした。

なぜそんな状況かというと、繰り返し述べてきたように、精神療法を学んでも、大学の医局では腕を発揮する場面がほとんどないばかりか、教授への道が閉ざされてしまうからです。若くしてクリニックを開業する医者たちも、「精神療法なんて習っても儲からないよね」「診療するのに時間ばかりかかるよね」という感じです。

まして、お金をかけて海外で精神療法を学ぶなんてあり得ない。留学するにしても、動物実験を行って薬物療法に関する論文をたくさん書けるところが選ばれます。そのほうが教授になれる可能性が高いからです。

「そんなに教授って、なりたいものなの？」

と、あきれる読者の方も多いでしょう。

私もそう思います。でも、大学の医局にずっといると、そういう思考になってしまうのです。

精神療法は、実際にやってみると、医者にとっても非常にやりがいのある仕事です。治せないと思っていた患者さんが治っていくのを目の当たりにすると、医者冥利《みょうり》に尽きます。だから、精神科医としての腕を上げたいのであれば、ぜひ一度、精神療法のセミナーへ行ってみることを、精神科の先生方にはおすすめします。

アメリカの精神医療に学ぶ①

アメリカのように「患者本位」のトレーニングを受けられる場を

アメリカでは、精神分析医を目指す人は、次の3つの条件をクリアする必要があります。

①2~3年、精神分析のインスティテート（ある種の養成所）へ週1回程度通い、講義を受ける

②それと並行して、スーパービジョンといって、先生の指導を受けながら3人の患者さんの精神分析治療を担当する

③同時に、「教育分析」といって、自分自身が精神分析を受ける

これらをクリアすると、精神分析家を名乗れることになっています。

日本にも同様の精神分析医を養成するプログラムがありますが、体質が古いのが大きな難点です。

アメリカでは、週2~3回の実施でも精神分析として認めようということになっていますが、日本はフロイトが作った当時の週4回以上の精神分析以外は、頑として精神分析と認めません。現実に即したものではないのです。

スーパービジョンケースや教育分析では、自分が頑張って週4回通えばいいとしても、このように指導する先生の考えがとにかく古い。精神分析オタクのような人たちばかりで、患者さんのことを置いてきぼりにしている感が強いのです。

私がアメリカ留学中に受けたトレーニングは、フランクに会話しながら、患者さんのありのままの自己愛を支えるなど、患者さんにとって心地よい精神分析を提供するものでした。そうした「患者本位」のトレーニングを受けられるところが、日本には事実上、ないのです。

アメリカの医者は「治してなんぼ」

アメリカでは70年代、80年代に、トラウマやPTSDの患者さんが急増した時期を境に、精神療法が見直されて以前にように普及したことは、2章で述べました。今のアメリカの精神医療の体制は、日本のような薬物中心ではありません。薬より精神療法のほうが「治せる治療」だからです。

アメリカの医者は「治してなんぼ」というところがあります。考えてみれば当たり前の話なのですが、プロセスより結果を大事にする。公的医療保険制度がないために診療代が高額なので、日本のように治せない患者さんにだらだらと薬を出し続けることができないという事情もあります。

でも、それ以上に、アメリカ人は好奇心が強くてリサーチ好きなので、日本人のようにずっと薬物治療一辺倒ではなく、新しい治療法の論文が出たらどんどん取り入れます。

アメリカで精神科医をやっている先生に最近聞いた話では、合法の州において医療用大麻を使用し、患者さんを半覚醒状態にしてカウンセリングを行うといったアプローチも結構なされているようです。

アメリカの「薬より精神療法重視」という精神医療の方向性は、私自身も30年前の留学中に実感していました。

私が精神療法を学ぶために通っていたカール・メニンガー精神医学校は、系列のメニンガークリニックのレジデント（研修医）が勉強する場で、そのクリニックのレジデントになるには競争率が8倍という狭き門でした。つまり、精神療法を学びたいという人がそれほど多いことを示しています。

一方、比較的近いところにあるカンザス大学のウィチタ校には、うつ病の治療薬として知られるＳＳＲＩ（選択的セロトニン再取り込み阻害薬）研究の第一人者である、プレスコーンという有名な教授がいました。

ところが、2年に1人しかレジデントが入ってこない。つまり、薬の使い方なんて勉強しても、患者さんを治せないので儲からないというのが、当時からアメリカの医者の共通認識だったということです。

事実、アメリカの精神医療では標準治療が1回45分と長いこともあり、カウンセリングのできない医者のところには患者さんは集まりません。

日本の精神医療は、1章でお話ししたようなシステム上のいろいろな問題が障壁となり、アメリカのように変われずに今日に至っています。

文科省が大学医学部に完全にノータッチなので、今の大学の体制を変えることは難しいと思います。ですので、厚労省が主導して、現状の医大とは別の、医師国家試験の受験資格のある大学校をいくつも作ることが望まれるのです。

アメリカの精神医療に学ぶ③

アメリカのお金持ちがまめにカウンセリングを受けている理由

アメリカでは、カウンセリングを受ける側（クライアント）の考え方も、日本とは異なります。

テレビドラマや映画などで、大会社の社長やマフィアのボスなど、大金持ちの人たちが、定期的にカウンセリングを受けている様子がよく出てきます。目にしたことのある人は多いと思います。

実際にアメリカの富豪たちは、自己管理の一環としてこまめにカウンセリングを受け、普段からメンタルヘルスに気を使っています。

たとえば、うつになると、軽度であっても悲観的な考え方になります。そんな状態のときに、経営者が大きな判断をすると失敗につながりかねません。だから、そういった経済合理性の面からも、大会社の社長などは、定期的に精神科医のカウンセリングを受けている場合が多くあります。

日頃からカウンセリングを受けていることで、「あなたは今、ちょっと悲観的になっていますよ」「ものの見方が一面的になっていませんか?」「あまり大きな判断はしないほうがいいですよ」と、精神科医から客観的なアドバイスをもらうのです。

つまり、そのときのメンタルの状況によって、脳の思考力や判断力などにも影響が出てくることを知っているから、日常的にチェックして、それを仕事などに生かしているわけです。

日本人にはそういう発想があまりありません。「一流の人間は、どんなときでも賢い」と本人も周りも思っていて、誰にも弱いところを見せないようにします。だから30年も前に東大を出ている人が、今でも賢いと思われたりするのです。まして、メンタルヘルスに問題があると指摘されることは〝恥〟とさえ考える人が多いように思います。

当然、そんな完璧な人間などいるはずもなく、悲観的になっているときは、能力の高い人間だって判断を誤ることはあるわけです。

アメリカには1日10万ドル（約1600万円）稼いでいるような人がいっぱいいます。だから、カウンセリングに1回1000ドル（約16万円）使うくらい、なんてことはない人も少なくありません。大金を支払うだけの価値を感じているからです。

片や日本では、先に述べたように、心理師によるカウンセリングは保険適用外なので、「30分5000円」が相場ですが、日本人の多くはこの金額を高いと感じます。だから、カウンセリングを受ける人が少ない。

保険診療の安い値段に慣れているせいもあると思いますが、カウンセリングというものに30分5000円の価値を感じていないのが一番の理由でしょう。都市部では、著名人を中心にカウンセリングを受ける人が一定数います。しかし、地方にはほとんどいないのが実情です。その結果、心理師が東京に集中し、地方で不足しているという状況が生まれています。

日本で精神療法を普及させるには、こうしたカウンセリングを受ける側の意識も変えていく必要があります。これについては4章であらためてお話しします。

イギリスの精神医療に学ぶ

あらゆる診療の窓口になっている総合診療医（GP）

イギリスでは、初診は必ずGP（ジェネラルプラクティショナー）と呼ばれる総合診療医が診ることになっています。これは精神科に限らず、すべての診療科で同様です。

心臓が悪くても、胃の調子が悪くても、必ず最初にGPが診ます。そして、自分で対応できる患者さんについては治療も行います。精神科の範ちゅうである軽いうつの人に薬を処方することもあります。

自分では手に負えないときは、症状に応じた専門医に回します。心臓なら循環器科、胃腸なら消化器科、メンタルを病んでいる人なら精神科といった具合です。

GPが自ら治療したり、GPが紹介したりした専門医で治療した場合は、治療費は無料となります。

一方、GPが「受診の必要はない」と判断すると、医療機関にはかかれません。また、GPが指定した医者の診察を受けるまでに時間がかかるとか、GPの指定した医者以外に行きたいといった場合は、自費診療になります。そのため、イギリスの人たちは民間の保険会社に加入して、その保険で治療費を支払えるようにしています。

最近は日本でも、うつ病の患者さんの早期発見・早期治療を目的として、かかりつけの内科医などと精神科医が連携して診療を行う「GPネット」と呼ばれるしくみが、自治体単位で実施されています。

かかりつけ医が対応可能なときは、精神科医のアドバイスを受けながら治療を行い、かかりつけ医では対応できない患者さんは、すみやかに精神科医へつなげる。そうしたシステムが全国各地で少しずつ構築され始めています。

ただし、2章でお話ししたように、メンタルクリニックはどこも満杯なので、かかりつけ医が紹介状を書いても、患者さんが診療を受けられるまでに数カ月待ちという状況が生じていることが少なくないようです。ここでも精神医療崩壊が起こっているのです。

マスメディアが解決すべき問題①

メディアが精神疾患患者を作らない

かつてはアンタッチャブルのような存在だった精神医療の世界が、世の中の人たちにとってだいぶ身近な存在になったのは、マスメディアの力が大きいと思います。

精神科を受診することへの抵抗感が薄れたおかげで、救われる患者さんが増えたのも事実です。

しかし、プロローグで紹介したように、過去10年ほどの間にさまざまな精神疾患が急増している背景には、薬物治療一辺倒の精神科医が治せていないことと併せて、マスメディアの過熱した報道も関係していると考えられます。

テレビや雑誌などが、何らかの病名にフィーチャーして一斉に騒ぎ立てるたびに、メンタルクリニックに押し寄せる「自称・精神疾患患者」は、その象徴です。

ほかにも、周囲から勝手に病名をつけられて精神科を受診するグレーゾーンの人や、個性と見なしてもよいレベルの発達障害の子どもたちなども、精神疾患患者としてどんどんカウントされています。

メンタルクリニック側も、精神療法に真面目に取り組んでいる精神科医は、自称患者やグレーゾーン患者の対応に追われ、本当に治療の必要な患者さんを診る時間を大幅に奪われます。

一方で、薬物治療一辺倒の精神科医は、5分診療で自称患者やグレーゾーン患者にも薬をバンバン出し、場合によってはそれらの患者さんを、本物の精神疾患患者にしてしまいかねない状況です。

テレビや雑誌で精神疾患のことについて取り上げることは、もちろん自由です。一般の人に精神疾患について啓蒙《けいもう》してもらえることは、精神科医としてありがたいことでもあります。

ただし、視聴率や売り上げだけを優先して、誤解を招くような病気のレッテル貼りをしたり、正確性を欠いた情報を流して、いたずらに人々を不安にさせたり、偏った情報を広めたりすることは、十分に気をつけていただきたいものです。

マスメディアが解決すべき問題②

複眼的な視点に立った報道を

マスメディアの人たちは、話題になるニュースには飛びつくのに、ストレスチェックで引っかかっても行き着く医療機関がない、といったことはまず報道しません。

発達障害が流行ったら、どこもかしこも発達障害のことを取り上げ、少し前は適応障害の話がよく取り沙汰されました。

しかし、実際に発達障害や適応障害と診断された人に対して、どういう対応をするか。たとえば、多少落ち着きがないくらいであれば、多様性を重視する今の社会の中では、「その子の個性だからいいじゃない」という方向になりそうなものですが、どちらかというと、多様性とは逆の、型にはめようという流れになっています。

適応障害も含めて、周囲に無理やり適応させようとすることは、今の精神療法のトレンドではありません。

ある時期、リワークとか、復職運動とかがあって、メンタルを病んで休職している患者さんを、もう一度仕事に復帰させることを治療の目的としていたことがありました。

でも、今はそうではなくて、その人にとって、働きやすい働き方、生きやすい生き方をさせてあげることが私たち精神科医の仕事で、テレワークの普及により、そうしたことがかなり可能になってきました。

嫌だったら会社を辞めて次へ行くという選択肢もあります。「かくあるべし」と考える思考パターンを変えて、「もうちょっと適当でいいよ」「ゆるく生きようよ」ということをやっていくのが、今の精神療法のトレンドです。

「いろんな考え方があるよね」というのが認知療法の基本だし、「かくあるべし志向」という強迫観念から解放してあげることが、森田療法の基本的な考え方です。

医療であれ、政治であれ、教育であれ、マスメディアもそうした視点に立った報道をしてほしいのに、今のマスメディアは「かくあるべし」思考を助長しているように感じます。

海外では、タイムであろうがニューヨーク・タイムズであろうが、医療問題を扱う新聞記事は、ＭＤ（Medical Doctor：医学部卒業の学位）の資格をもつ人が書くことが多い。

かつては日本でも、医学部を出てジャーナリストになる人が結構いました。今は勉強だけできて医者になる気のない人間は、医学部の入試面接の段階で落とされます。

税金を使って医者になるトレーニングを受けた人間が、医者にならないなんて「けしからん！」というわけです。

医学部卒でなくても、少し前までは、大手新聞社には医療の記事を専門に書いている記者の方がいました。最近はあまり見かけません。私のところへ取材に来られる記者さんも、毎回変わります。

それはそれで構わないとして、多少なりとも医者と議論を戦わせられるくらいの知識をもった記者も必要だと思います。

気軽に「休む」ことができる状況を作る

社員が100人いたとして、100人ともちゃんと働いてなければならないという考え方は、もはや過去の負の遺産です。

とくに今、空前の利益と内部留保を上げているような大企業は、「100人もいるなら、5人くらいタダで食わせてやってもいい（休ませてあげてもいい）」というくらいの太っ腹な気持ちで、悠々と構えていたほうがいいと、私は思います。

働き者として知られるアリも、集団の中の2割程度は働いていないという報告があります。しかも、働かないアリが一定数いる集団のほうが、働きアリが一斉に働く集団より、「やや長く存続した」そうです。

つまり、集団の全員が働いてしまうと、短期的には仕事が進みますが、長期的にそのような状態が続くと、全員が一斉に疲れて動けなくなり、結果的に集団の存亡に関わるというわけです。

人間も同様で、休職者が増えていることを問題視するより、「会社の中の２〜３％の人は休んでもいいんじゃない」と、頭を切り替えればいいのです。

日本人はもともと真面目で働き者が多いうえ、高度経済成長期にがむしゃらにみんなが働くことで経済力を驚異的に押し上げ、頑張れば頑張るほど右肩上がりに生活が豊かになることを経験してきた世代は、どうしても「休む」ことに対し、他者にも自分にもネガティブなイメージを抱きがちです。

会社を休んでいる人がいると、精神科医に対して、会社側から「早く復帰させてくださいよ」というプレッシャーがかかったりします。

その一方で、若い世代の人たちは、精神疾患で休職することに対して、それほど抵抗感がありません。だから、ちょっと上司に叱られたりすると、精神科を受診して「適応障害」という診断書を書いてもらい、「職場で配置転換されるまでの間は休みます」といいがちで、それがわりと許されている状況があります。

私は気軽に休める状況は、よい傾向だと思っています。

集団の中で、うまく適応できない人が一定数出てくることは避けられません。社会人の休職者にしても、不登校児童にしても、「学校へ行くのが正常で、行かないのが異常」という考え方をするから、苦しくなる人が出てくるのです。

メンタルが復調するまでの間、休むことは当たり前で、心というのは「ある程度休ませないといけないもの」というコンセンサスができれば、メンタルに不調を起こす人は減ると思います。

精神医療の将来

精神療法に「生成ＡＩ」を導入する可能性

実業家のホリエモン（堀江貴文氏）は、ＹｏｕＴｕｂｅ番組で私と対談した際、「精神医療の最も現実的な解決策は『ＡＩ（人工知能）』かもしれない」といっていました。

精神医療にＡＩというのは、最も相いれないものに思えますが、意外にそんなことはないのです。

筑波大学准教授でメディアアーティストの落合陽一氏によると、AIの国語力は2023年に人間に追いついたそうです。当初は26年頃に追いつくだろうと予想されていたのが、3年も前倒しで追いついた。

たとえば、生成AIに「和田秀樹ってどんな人?」と聞くと、けっこう間違いの多い答えが返ってきます。だけど、それは知識上の間違いであって、文法上の間違いはない。国語力はほぼ完璧ということです。

だから、生成AIのプログラムの中に認知療法的な情報を入れ込むと、なかなかいいカウンセリングをする可能性は十分にあります。

googleから全部拾ってくるような有象無象《うぞうむぞう》の情報ではなく、精神療法に関するしっかりした情報やノウハウを事前に読み込ませる。1000冊分程度の本の情報は余裕で覚えることができますから、人間よりも優れたカウンセラーになることが十分期待できます。

今の段階でも、悩み事を打ち明けると、AIはそれなりに的確な答えを返してくれます。話し下手の医者に相談するより、よほど明快な答えが返ってくる。

AIは「共感」もある程度できます。人間同士の共感とは少し異なりますが、「こんなことをいって悩んでいる人には、こんな言葉を返してあげると共感になる」ということを覚えさせていったら、近い将来、かなり良いカウンセリングができるようになるでしょう。

薬を出すことは、現段階でもＡＩで十分対応できるかもしれません。初診を5分の問診で済ませて薬を決めるような医者にくらべたら、ＡＩの行う30分かかる問診に答えて薬を選んでもらったほうが、治療の精度は高いに決まっています。

すでに、メンタルヘルスにデジタルテクノロジーを活用しようという動きが活発化しています。たとえば、「声」をもとに心の状態を分析するシステムが、すでに複数の企業で開発されています。

人間にしかできないような1人ひとりに合わせられるカウンセリングを医学生の頃からトレーニングしておかないと、近い将来、ＡＩ診療の普及によって、精神科医は淘汰されてしまう可能性が高いのです。

4章◆心療内科・精神科で より良い治療を受けるためのQ&A

上手に精神医療にかかるために

日本の精神医療が崩壊寸前、もしくはすでに崩壊状態にあることは、これまでの説明でおわかりいただけたと思います。

そんな状況の中で、読者のみなさんが一番知りたいのは、自分、または自分の周りの人がメンタルの不調を覚えたとき、

「いったい、どうすればいいの？」

「どこの医療機関を受診すれば安心なの？」

「どんなお医者さんが、いいお医者さんなの？」

といったことでしょう。

日本では、メンタルヘルスのことが一般の人たちの間で気軽に語られるようになったのは、わりと最近のことです。長い間、心の病についてはアンタッチャブルのように扱われてきた歴史があります。

そのため、メンタルに支障が生じたときの対応について、正しい知識と理解があまり得られていません。それをサポートするしくみについても知らない人が多いでしょう。

そこで、私のところに寄せられた患者さんの声をもとに、Q＆A形式で精神医療の上手なかかり方をまとめてみました。脆弱で危うい今の日本の精神医療ですが、少しでもまともな精神医療にかかることができれば、メンタルの不調を改善できます。

Q1 メンタルに不調を感じたとき、最初から心療内科や精神科を受診すべきでしょうか？ まずは一般内科へ行ってみても大丈夫でしょうか？

心療内科や精神科ではない医者が、うつ病やうつの診断を正しく行ったのは、ほぼ1割だったという報告が出ていることは、前章で述べました。

メンタルの不調を見極めるには、心療内科や精神科ならではのスキルが必要なため、できれば最初から精神科、または心療内科を受診することが望まれます。

お住まいの地域に総合診療を標榜している医療機関があれば、そこを受診するのもよい方法です。総合診療の専門医であれば、心の病にもある程度対応できると思います。

ただし、その場合も、総合診療はあくまで窓口であって、本格的な診療は心療内科・精神科で受けることになります。

Q2 人気のメンタルクリニックに電話をしたら、「最短でも2カ月待ち」といわれました。そんなに待ってでもそこへ行くべきか、通院しやすい近所のクリニックへ行くべきか迷っています。

人気のメンタルクリニックだからといって、必ずしも腕のいい精神科医が診療しているとは限らないことは、2章でお話ししました。

それでも、そのクリニックのホームページなどをよく読んで、受診してみたいと思ったのなら、2カ月待てる余裕がある場合は、待ってみるのもいいのではないでしょうか。

本当は受診してみたいところがあったのに、そこをあきらめて別のところを受診すると、ずっと「ああ、やっぱりあっちのほうがよかったかも」という気持ちを引きずって、自分が今、受診しているところの診療に満足感を得られなくなる可能性があります。

気持ちの問題というのは、とくにメンタルに支障をきたしている人にとってはとても重要なので、自分で「ここがいい」と思ったところへ行くほうが、治療にもよい影響が出ると思います。

ただし、2カ月待てないようなつらい症状を抱えているなら、とりあえず近所のメンタルクリニックを受診することをおすすめします。

Q3 メンタルクリニックに行くのは抵抗があるので、カウンセラーにまず相談したいと思っています。それでも問題ないですか？

カウンセラーと一口にいっても、いろいろな職種があります。

メンタルクリニックや病院の精神科でカウンセリングを担っているのは、多くは臨床心理士や公認心理師（以下、心理師）であることは、3章で述べました。それなりの経験を積んだ心理師であればカウンセリングを行う能力が高いうえ、医療機関に勤務した経験などがあれば投薬などにもある程度通じていますから、多角的な側面から話を聞いてもらえます。

したがって、まずは信頼のおける心理師のカウンセリングを受けるというのはありです。

また、臨床心理士・公認心理師の資格をもった人の中には、スクールカウンセラーをしている場合もあります。医療機関で働いていないスクールカウンセラーでも、医者との連携がよければ、心の病に悩む人のカウンセラーとして十分適しています。

もう1つ、精神科と関係のあるカウンセラーとしては、産業カウンセラーという職種があります。産業カウンセラーは、職場で働く人たちのメンタルヘルスのほか、職場の環境改善などの支援も行っています。

そのため、心のケアだけでなく、「そういう問題なら弁護士に相談したほうがいいよ」とか、「あなたの会社にはハラスメント相談室はないの？」といった実務的なアドバイスにも長《た》けています。仕事や職場のストレスに起因する軽めのメンタル不調なら、まずは産業カウンセラーに相談するのもいいと思います。

Q4 メンタルクリニックのホームページを見たときに、「こんなところを要チェック」といったポイントがあれば教えてください。

メンタルクリニックを選ぶときに、ホームページをチェックすることは、とてもよい方法です。

一見、定型通りのホームページであっても、ポイントを押さえて読んでみると、そのクリニックの本質が透けて見えてきます。

診療内容が書かれているページや、院長の書いたブログの中に、カウンセリングや認知療法などの心の医療に関する文章が載っていたら、精神療法にも力を入れていることが期待できます。

院長の略歴（プロフィール）を見るのも、1つの手がかりになります。

出身大学がわかると、その医者がどのような診療を行っているのか、精神科医同士ならだいたい見当がつきます。

「国立大学なら、たいてい教授がゴリゴリの薬物療法家だから、この人は薬物療法を重視している医者だろうな」とか、「慶応大学の精神科にいた医者なら、小此木先生（１４３ページ）のお弟子さんが多いから、精神療法に通じている可能性が高いな」「慈恵医大で研修していたなら、森田療法的なカウンセリングも期待できそうだ」といった感じです。

一般の人でも、その医者が大学にいた頃の医局の教授が誰だったのかをインターネットで検索すると、どのようなトレーニングを受けてきたのか、ある程度わかると思います。

また、精神科の専門医なのか、心療内科の専門医なのかも、要チェックポイントです。心療内科の専門医は全国で３００人くらいしかいませんが、カウンセリングのトレーニングをある程度受けていて、内科の知識も備えていることが期待できます。

なお、クリニックの名称が「心療内科クリニック」でも、精神科の医者が院長を務めている場合がよくあります。その場合、内科の研修を受けていることが記載されていればいいのですが、内科の研修を受けていないのに、心療内科を名乗っていたら、ちょっと用心したほうがいいでしょう。

患者さんの評価コメントの欄があれば、それも読んでみましょう。匿名のコメントの信ぴょう性は微妙ですが、自分のクリニックにとって好ましくないコメントも削除しないで掲載している場合は、自分の診療に自信をもっている証しとも考えられます。

自分のできないことはできないと書いている医者も、良心的です。たとえば、今流行っている依存症やお金になる発達障害について、「それらは自分の専門外なので、専門の医療機関をご紹介しています」と記載してあったら、ある程度信頼していいかもしれません。

臨床心理士、または公認心理師によるカウンセリングを行っているかどうかの記載も、しっかりチェックします。

そのほか、精神療法とは関係ないものの、「理念」「診療方針」といったページに、患者さんとの向き合い方がしっかり書いてあったりすると、その医者のパーソナリティを知るうえで大いに参考になります。自分との相性もなんとなくわかります。

それを読んで「へえ、こんな先生に診てもらいたいな」と思えば、受診してみるとよいですし、「なんだか自慢話ばかりで苦手なタイプ」と感じたら、やめたほうがいいでしょう。

クリニックの外観や内装も、派手すぎず、暗すぎず、気持ちをリラックスさせるといわれる緑色などの配色がなされていたりすると、患者さんへの配慮が感じられます。ある程度大丈夫そうだと思ったら、まず行ってみて、ダメならほかを当たるというのが、日本では現実的なスタンスでしょう。

Q5 一度受診すると、なかなか別のところに変えられない気がして悩んでいます。

メンタルに不調を抱えている人は、ネガティブな思考に陥っている場合が多いため、2章で少し触れたように、「よそへ行っても、ここよりいいとは限らない」「もっと悪いかもしれない」と考えてしまう人も少なくありません。場合によっては、「ほかのクリニックへ行くなんて、今の先生に悪い」「ドクターショッピングは良くないと聞いた」など、余計なところに気を使ってしまう人もいます。

精神医療の場合、最終的には、医者との相性です。相性があまり良くないと感じたら、別のところへ移ることを考えましょう。転院することに罪悪感を覚える必要はまったくありません。ドクターショッピングといわれても、自分の心を守るほうがよっぽど大事です。自分の納得のいかない医療を受け続けていたら、悪くなることはあっても、良くなることはまずありません。

心が弱っているときは、なかなか決断できなかったり、別の方向から物事を考えたりすることができなくなってしまうものです。でも、せっかく勇気と気力を振り絞って受診する気になったのなら、よりよいところにたどり着くようにしましょう。

Q6 メンタルクリニックを探すときに、相談に乗ってくれる公的機関はありますか?

全国の都道府県に設置されている精神保健福祉センターに、一度連絡を取ってみるとよいかもしれません。

同センターには、精神保健福祉士、臨床心理士・公認心理師、保健師、看護師などの資格をもった職員が揃っていて、メンタルヘルスに関する相談やアドバイスのほか、医療機関の情報提供なども行っています。

地域のメンタルクリニックの情報も把握しています。

「カウンセリングを積極的に行っているメンタルクリニックを探しています」と伝えたら、ちゃんと教えてくれるはずです。

近所に地域包括支援センターがあれば、そこへ相談に行ってみるのも一案です。

地域包括支援センターは、認知症の高齢者のサポートも行っていることから、とくに高齢者における地域の精神医療の情報はよく知っているはずです。

カウンセリングに力を入れているメンタルクリニックはそれほど多くないため、逆に見つかりやすいかもしれません。

Q7 初診のときに薬を3種類出されて、「1カ月後にまた来てください」といわれました。薬の副作用が気になるのですが、1カ月間飲み続けても大丈夫でしょうか？

どのような薬をどれくらい処方するかという判断は、目安となる基準はあっても、医者の見立てによって異なります。

また、薬によって効き目が出てくるのがその日のうちのものもあれば、抗うつ剤のように3～4週間かかるものもあります。

したがって、一概にはいえませんが、患者さんが不安に思っているということは、医者の説明が足りていないことは確かです。1カ月も間が空くのであればなおさらのこと、薬の副作用も含めて、診察時にきちんと伝えておく必要があります。そして、「次の予約前でも、薬を飲んで調子が悪いときは、いつでも来てもらって大丈夫ですよ」という一言をつけ加えれば、患者さんは安心します。

ちなみにアメリカでは、複数の薬を一緒に処方することは原則的に行われていません。アメリカがすべて正しいとはいいませんが、なるべく種類が少ないほうがいいと私も思います。なぜなら、一度に何種類も出すと、どの薬が効いて、どの薬が効いてないのか、医者も判断がつかなくなるからです。

他方、1種類ずつ出していると、効かなかったときにすぐ別の薬に変えることができます。「この薬はちょっと合わないな」と感じたときに、薬をちゃんと変えてくれる医者、あるいは合う薬が見つかるまで探してくれる医者は、いい医者だと思います。

逆に、初診から3種類以上処方する医者は「信用できない」と考えていいでしょう。

Q8 メンタルクリニックへ通い始めてまだ2回ですが、自分の通院しているクリニックの医者が「いい医者」かどうか判断するポイントはありますか？

「いい医者」か「悪い医者」かというのは、あくまで主観的な問題で、患者さんによってそれぞれ異なります。

人柄のいい医者を好む人もいれば、威厳のあるコワモテの医者のほうが「安心感がある」と感じる人もいます。

たとえば、医学部の教授という肩書に絶大な信頼感を寄せる患者さんの中には、仮に効かない薬を投与しても、教授が選んだ薬を飲んだということで症状が治まる人が一定数存在します。プラシーボ効果（偽薬《ぎやく》効果）と呼ばれるものです。

科学的な根拠を何より大事にする人たちが、きわめて非科学的なプラシーボ効果で信頼を得ているとしたらなんとも皮肉な話ですが、プラシーボ効果は決して侮れません。

とくに、精神科を受診する患者さんは繊細な人が多いので、医者との相性はとても重要です。

私が研修医の頃に〝名医〟といわれた先生がいて、その先生は自分自身が双極性障害（躁うつ病）で、時期によって気分に大きな波がありました。それでも多くの患者さんに慕われていて、うつ状態で気持ちが沈んでいるようなときは、患者さんから励まされたり、心配されたりしていました。世の中にはそんな医者もいるのです。

しかも、その先生は、自分が飲んで良くなった薬があったら、エビデンスなど関係なしに患者さんたちにも処方するようなハチャメチャなところがありました。しかし、本気で患者さんにいいと思ってすすめているから、そこでもプラシーボ効果が大いに発揮されていました。

もちろん、「そんな先生、信用できない」と思って離れて行った患者さんもいたでしょう。でも、かなり評判のいい先生でした。

ですから、「いい医者」かどうかは、客観的な評価に振り回されるのではなく、自分で医者に会ってみて、自分で決めることが一番です。そのほうが治りも良くなります。

近所の評判やネット上の評価が低くても、実際に会って話をしてみると「この先生と話していると気持ちがラクになる」と感じる場合もあると思います。

大切なのは、本人がメンタルが安定してきている、良くなってきていると感じられているかどうかです。

逆に、「この医者はしゃべりにくいな」「何となく信頼できないな」「安心感が得られない」と思うなら、遠慮なく変えたほうがいいと思います。

Q9　学校の先生から、小学3年生の息子が「発達障害の疑いがあるのでメンタルクリニックを受診してみてはどうか」といわれました。先生の言葉に従うべきでしょうか?

子どもの発達障害は、基本的に成長とともに症状が目立たなくなっていきます。

ＡＤＨＤ（注意欠如多動性障害）の場合は、小学校高学年になる頃からだんだん落ち着いていくのが通例です。ＡＳＤ（自閉スペクトラム症）の子どもも、大人になるにつれて一定の社会性を身につけていきます。

したがって、日常生活によほど支障をきたしているとか、本人が困っているという状況でなければ、小学3年生の息子さんに〝発達障害〟というレッテルを貼るのは早計のように思います。もう少し見守っていてもいいのではないでしょうか。

そもそも、メンタルクリニックへ連れて行っても、発達障害を治す薬はありません。逆に、１１３ページで触れたような〝治療薬〟とされているものがあるので、薬一辺倒の精神科医のところへ行くと薬物治療が行われます。

その〝治療薬〟を飲むと一時的に症状が軽減されます。しかし、果たしてその投薬が、発達障害の子どもに必要なのかどうか、私は疑問をもっています。

もちろん、最終的な判断をするのは親御さんです。

Q10 メンタルクリニックを受診したら、「適応障害の疑いがあるので、しばらく会社を休んだほうがいい」といわれ、薬も出してもらえませんでした。でも、薬で何とかなるなら、会社の仕事は続けたいと思っていますが、どうしたらいいでしょうか？

先に述べたように、適応障害に効く薬はありません。適応障害を治すには、環境を変えるか、認知療法でものの見方を変えるしかないのです。

その意味では、あなたの受診したメンタルクリニックの先生の対応は間違っていません。適応障害であるなら、私も「休んだほうがいい」と患者さんに伝えます。

なぜ、そんなに頑《かたく》なに仕事を〝しなければいけない〟と思うのでしょう。その考え方を変えることが、適応障害を解決するための第一歩です。あなたがいなくても、会社は何とかなります。会社というのはそういうものです。

メンタルに問題を抱えている日本の患者さんの多くに伝えたいのは、もうちょっとラクをすることを覚えたほうがいいということです。もっと上手に休む。休めるときには存分に休む。仕事も適当に休んだらいいし、家事など、お金を払うことでラクができるなら、迷わずそちらを選択しましょう。

しかし、どれも日本人が苦手なことです。だから、メンタルに不調をきたしてしまうのです。

実際に、1年365日ずっと仕事をしているような人が、嫌々ながらも「じゃあ、しばらく休んでみます」といって長期休暇を取ると、かなりの確率で、メンタルの不調がすっきり解決します。

メンタルの不調を感じたら、中途半端に2日3日、休みを取るのではダメです。アメリカ人の夏休みのように、まとめて数週間、しっかり休みましょう。

最初の1週間くらいは、そわそわして落ち着かないと思います。でも、しばらくたつと「何だ、自分がいなくても会社は回っている」「自分がやらないと大変なことになると思っていたのに、いなければいないで何とかなるんだ」と気づき、自分の人生をあらためて見つめ直すきっかけになるはずです。

そうなれば、みるみるメンタルの調子が良くなっていくことは珍しくありません。いい医者に出会えば、メンタルは回復するのです。

おわりに

日本の精神医療の惨状について言いたい放題書かせていただきました。

現実には、世の中には正式な精神療法やカウンセリングのトレーニングを受けていないのにセンスのいい精神科医の先生や、臨床経験の中で腕を磨かれた、素晴らしい精神科医、尊敬できる精神科医の先生がいることは事実です。保険診療の制約の中、かなりの時間をとって心の治療をしている先生も何人か知っています。

日本の場合、保険診療のメリットでお金がたいしてなくても、そういういい医師に当たれば、何年、何十年もその先生に診てもらえるので、根気よく医師探しをしてほしいという願いも、最後になりますが書き添えさせていただきます。

一方で、ひどい精神医療というか、犯罪的行為が続いていることも事実です。

私が学生時代、研修医時代にはずいぶんそういう話を聞かされてきたのですが、まだ続いていることを米田倫康《よねだのりやす》さんという人権運動のリーダーから聞きました。本書にも彼との対談や著書から知った話をかなり織り込ませていただきました。この場を借りて深謝いたします。彼は私の高校・大学の後輩で、医学部でないため医師ではありませんが、海外の精神医療の事情にも詳しく、大変参考になりました。うっかり医者になったほうが、教授などから悪い洗脳を受けるのかもしれません。

精神療法とか心の治療というのは奥の深いもので、いくら勉強しても新たな発見があります。私自身、20年以上いまだに森田療法の研修会に通い続け、コロナ禍以降オンラインになりましたが、ロバート・ストロロウという精神分析の論客のスーパーヴィジョンを受けています。

いくつになっても続けられそうですし、いくつになっても成長できるという点では、この仕事を辞める気はありませんし、いい仕事と出会ったと思っています。

しかし、精神科医で、そういう勉強をしようという人はとても少ないようです。

いろいろな心の治療法をわかりやすくまとめた『プラグマティック精神療法のすすめ』（金剛出版）という本も出したのですが、本当に売れませんでした。また、40年も精神科医をやっているのに、私から心の治療を受けたいと申し出てくれた医者は一人しかいません。その先生に指導していた頃よりだいぶ腕を上げたつもりなのですが、とても残念です。

私自身は、もうこの歳ですから大学で医師を指導する機会はないとは思っていますが、高齢者が増え、専門医でない総合診療医を増やさないといけない中で、医師にどうやって心の治療を広めていくかはライフワークの一つなのです。批判だけでは患者さんが救われないからです。

本書を通じて、心の医療についての考え方を変えてもらい、少しでも多くの患者さんが救われることを本心から願っています。

大学の医学部の教授たちは変わるように思えませんが、世間の人々の考え方が変わり、外圧を与えることしか、日本の精神医療を変える方法はないように思います。

今の医療に不満なら患者さんから声を上げるしかないのです。

本書がそれを1ミリでも動かすことにつながれば、著者として幸甚この上ありません。

末筆になりますが、本書の編集の労をとっていただいた青春出版社の中野和彦さんと小林みゆきさんにはこの場を借りて深謝いたします。

和田秀樹

おもな参考文献

「医学部の大罪」和田秀樹（ディスカヴァー携書）
「東大の大罪」和田秀樹（朝日新書）
「ブラック精神医療」米田倫康（扶桑社新書）
「精神医療ビジネスの闇」米田倫康（北新宿出版）
「日本の精神医学　この五〇年」松本雅彦（みすず書房）
「東大病院精神科の30年」富田三樹生（青弓社）

その他、厚生労働省、文部科学省、学術団体などのサイトを参考にしました。

青春新書
INTELLIGENCE

こころ涌き立つ「知」の冒険

いまを生きる

“青春新書”は昭和三一年に——若い日に常にあなたの心の友として、その糧となり実になる多様な知恵が、生きる指標として勇気と力になり、すぐに役立つ——をモットーに創刊された。

そして昭和三八年、新しい時代の気運の中で、新書“プレイブックス”にその役目のバトンを渡した。「人生を自由自在に活動《プレイ》する」のキャッチコピーのもと——すべてのうっ積を吹きとばし、自由闊達な活動力を培養し、勇気と自信を生み出す最も楽しいシリーズ——となった。

いまや、私たちはバブル経済崩壊後の混沌とした価値観のただ中にいる。その価値観は常に未曾有の変貌を見せ、社会は少子高齢化し、地球規模の環境問題等は解決の兆しを見せない。私たちはあらゆる不安と懐疑に対峙している。

本シリーズ“青春新書インテリジェンス”はまさに、この時代の欲求によってプレイブックスから分化・刊行された。それは即ち、「心の中に自らの青春の輝きを失わない旺盛な知力、活力への欲求」に他ならない。応えるべきキャッチコピーは「こころ涌き立つ“知”の冒険」である。

予測のつかない時代にあって、一人ひとりの足元を照らし出すシリーズでありたいと願う。青春出版社は本年創業五〇周年を迎えた。これはひとえに長年に亘る多くの読者の熱いご支持の賜物である。社員一同深く感謝し、より一層世の中に希望と勇気の明るい光を放つ書籍を出版すべく、鋭意志すものである。

平成一七年

刊行者　小澤源太郎

著者紹介
和田秀樹〈わだ　ひでき〉
1960年大阪府生まれ。精神科医。東京大学医学部卒業後、東京大学医学部附属病院精神神経科助手、米国カール・メニンガー精神医学校国際フェローを経て、現在、和田秀樹こころと体のクリニック院長、川崎幸病院精神科顧問、一橋大学経済学部非常勤講師、立命館大学生命科学部特任教授。主な著書に、『老後に楽しみをとっておくバカ』(小社刊)、『70歳が老化の分かれ道』(詩想社)、『80歳の壁』(幻冬舎)など多数。

「精神医療《せいしんいりょう》」崩壊《ほうかい》
メンタルの不調《ふちょう》が
心療内科《しんりょうないか》・精神科《せいしんか》で良《よ》くならない理由《りゆう》　青春新書 INTELLIGENCE

2024年8月15日　第1刷

著　者　和《わ》田《だ》秀《ひで》樹《き》

発行者　小澤源太郎

責任編集　株式会社プライム涌光
電話　編集部　03(3203)2850

発行所　東京都新宿区若松町12番1号 〒162-0056　株式会社青春出版社
電話　営業部　03(3207)1916　振替番号　00190-7-98602

印刷・中央精版印刷　製本・ナショナル製本

ISBN978-4-413-04701-2

和田秀樹
青春新書インテリジェンス・話題の書

青春新書
INTELLIGENCE

老後に楽しみをとっておくバカ

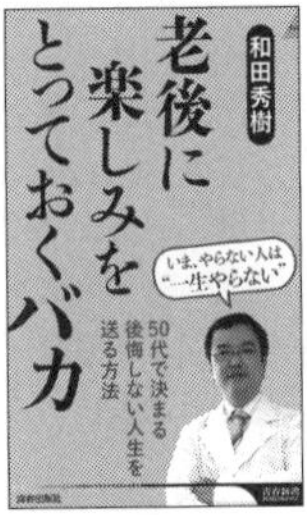

人生は先送りするほど損をする！
一度きりの人生、やりたいことをやりきるための
50代からの生き方・働き方の新提案。

ISBN978-4-413-04691-6　1080円

ストレスの9割は「脳の錯覚」

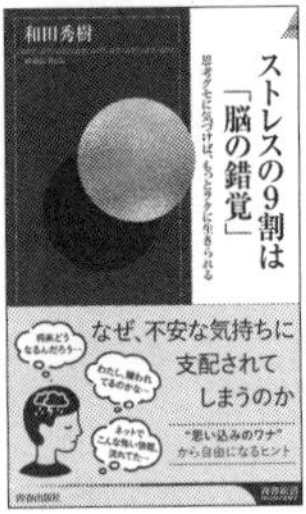

思考グセに気づけば、もっとラクに生きられる

"思い込みのワナ"から自由になり、
ストレスから解放される方法。

ISBN978-4-413-04621-3　1040円

自分が「自分」でいられる
コフート心理学入門

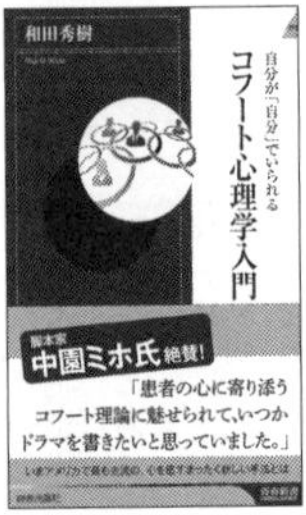

アメリカの心理療法の現場で
最も取り入れられているコフート心理学を
わかりやすく解説。

ISBN978-4-413-04452-3　900円

お願い　ページわりの関係からここでは一部の既刊本しか掲載してありません。折り込みの出版案内もご参考にご覧ください。

※上記は本体価格です。（消費税が別途加算されます）
※書名コード（ISBN）は、書店へのご注文にご利用ください。書店にない場合、電話または
Fax（書名・冊数・氏名・住所・電話番号を明記）でもご注文いただけます（代金引換宅急便）。
商品到着時に定価＋手数料をお支払いください。
〔直販係　電話03-3207-1916　Fax03-3205-6339〕
※青春出版社のホームページでも、オンラインで書籍をお買い求めいただけます。
ぜひご利用ください。〔http://www.seishun.co.jp/〕